Nutzen und Preise von Inr

T0281331

Klaus-Dirk Henke

Nutzen und Preise von Innovationen

Eine ökonomische Analyse zu den
Verhandlungskriterien beim AMNOG

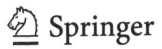

Klaus-Dirk Henke
TU Berlin, Deutschland

Die vorliegende Studie wurde mit finanzieller Unterstützung des Verbands forschender Arzneimittelhersteller (vfa) e.V. erstellt. Der Sponsor hat dem Autor keine Restriktionen in Bezug auf Quellen, theoretische Überlegungen, Schlussfolgerungen und Kernaussagen auferlegt und die Möglichkeit zur Veröffentlichung der Studie nicht eingeschränkt.

ISBN 978-3-658-07427-2   ISBN 978-3-658-07428-9 (eBook)
DOI 10.1007/978-3-658-07428-9

Die Deutsche Nationalbibliothek verzeichnet diese Publikation in der Deutschen Nationalbibliografie; detaillierte bibliografische Daten sind im Internet über http://dnb.d-nb.de abrufbar.

Springer
© Springer Fachmedien Wiesbaden 2015

Das Werk einschließlich aller seiner Teile ist urheberrechtlich geschützt. Jede Verwertung, die nicht ausdrücklich vom Urheberrechtsgesetz zugelassen ist, bedarf der vorherigen Zustimmung des Verlags. Das gilt insbesondere für Vervielfältigungen, Bearbeitungen, Übersetzungen, Mikroverfilmungen und die Einspeicherung und Verarbeitung in elektronischen Systemen.
Die Wiedergabe von Gebrauchsnamen, Handelsnamen, Warenbezeichnungen usw. in diesem Werk berechtigt auch ohne besondere Kennzeichnung nicht zu der Annahme, dass solche Namen im Sinne der Warenzeichen- und Markenschutz-Gesetzgebung als frei zu betrachten wären und daher von jedermann benutzt werden dürften.
Der Verlag, die Autoren und die Herausgeber gehen davon aus, dass die Angaben und Informationen in diesem Werk zum Zeitpunkt der Veröffentlichung vollständig und korrekt sind. Weder der Verlag noch die Autoren oder die Herausgeber übernehmen, ausdrücklich oder implizit, Gewähr für den Inhalt des Werkes, etwaige Fehler oder Äußerungen.

Gedruckt auf säurefreiem und chlorfrei gebleichtem Papier

Springer Fachmedien Wiesbaden ist Teil der Fachverlagsgruppe Springer Science+Business Media (www.springer.com)

Inhaltsverzeichnis

Abbildungsverzeichnis

Executive Summary

1) Das 2011 eingeführte AMNOG erweist sich als hochkomplexe Regulierung mit der Gefahr zur Überbürokratisierung: Pragmatismus ist angezeigt.

2) Der GKV-Spitzenverband nimmt teil an der Nutzenbewertung und verhandelt aus einer Monopolstellung heraus mit dem einzelnen Arzneimittelhersteller: wünschenswerter Wettbewerb ist damit ausgeschlossen.

3) Die Machtfülle der Selbstverwaltung, insbesondere des GKV-Spitzenverbands ist erheblich: Nutzenbewertung und Preisverhandlung sind verschiedene und voneinander zu trennende Aufgaben.

4) Die ökonomische Theorie kennt zwei Ansätze zur Erklärung der Preisbildung bei innovativen Arzneimitteln: Anknüpfend an die Kosten der Forschung und Entwicklung (F&E) und/oder an die Zahlungsbereitschaften (Präferenzen).

5) Der GKV-Spitzenverband stellt die Jahrestherapiekosten der zweckmäßigen Vergleichstherapie in den Mittelpunkt der Verhandlung. Aus ökonomischer Sicht ist diese Entscheidung strategieanfällig. Sie führt zu einer häufigen Auswahl von generischen zweckmäßigen Vergleichstherapien. Jahrestherapiekosten einer generischen Therapie sind jedoch ein wenig aussagekräftiges Verhandlungskriterium (keine F&E-Kosten-Betrachtung).

6) Relativ besser geeignet ist das Verhandlungskriterium „Jahrestherapiekosten vergleichbarer Arzneimittel", sofern patentgeschützte Arzneimittel betrachtet werden: So werden F&E-Kosten und Zahlungsbereitschaften für innovative Arzneimittel berücksichtigt. Ebenfalls besser geeignet ist das Verhandlungs-kriterium „europäische Vergleichspreise", sofern Länder mit gleichen wirtschaftlichen Rahmenbedingungen und Zahlungsbereitschaften berücksichtigt werden.

7) Neben dem im AMNOG-Verfahren festgestellten recht engen Nutzenbegriff sollten sowohl der individuelle Nutzen als auch noch stärker der volkswirtschaftliche Nutzen innovativer Arzneimittel einbezogen werden.

8) In einem ersten Schritt sollte die Rolle der zweckmäßigen Vergleichstherapie als simultaner Nutzen- und Kosten- bzw. Preisanker aufgehoben werden. In einem zweiten Schritt lassen sich dann anstelle der AMNOG-Einheitsver-

handlung wettbewerbliche Spielräume für Krankenkassen über Einzelverhandlungen öffnen.

9) Der politisch gewünschte Ausgleich der Interessen der Krankenkassen, der
Industrie, der Forschung, des Wettbewerbs, des Arbeitsmarktes und vor
allem der Patienten im Gesundheitssystem ließe sich weiter verbessern.
Allerdings lässt sich der Übergang vom „cost-based-pricing" zum „value-
based purchasing" nicht mehr stoppen. Dieser Grundansatz vom AMNOG
wird in der Zukunft sicherlich auf weitere innovative Spitzentechnologien
übertragen.

1 Einleitung[1]

Seit 2011 geht Deutschland neue Wege in der Evaluation von Gesundheits-leistungen. Mit dem Arzneimittelneuordnungsgesetz (AMNOG) vom 1. Januar 2011 wurde zu diesem Zweck ein erster Leistungsbereich des Gesundheits-wesens isoliert zur Wert- und Preisermittlung herausgegriffen und ein mehr-stufiges Bewertungs- und Verhandlungsverfahren für innovative Arzneimittel eingeführt.

Gesundheitspolitik war, ist und bleibt interessenbezogen bei allen Beteiligten und Betroffenen bzw. allen Akteuren. Insbesondere und gelegentlich auch ab-weichend von den Sichtweisen einzelner gesetzlicher Krankenkassen steht beim GKV-Spitzenverband neben der Qualitätssicherung u.a. vor allem die Ausgaben-begrenzung bzw. Kostendämpfung in den gesetzlichen Krankenversicherungen hoch oben auf der Zielagenda.[2]

Anders sieht es bei der forschenden Pharmaindustrie aus: Dort können innova-tive Arzneimittel, die trotz gelegentlich geäußerter Kritik gesellschaftlich ge-wünscht sind, nur dann bereitgestellt werden, wenn Forschungs- und Entwick-lungsausgaben nachhaltig finanziert werden.

Die industriepolitische Bedeutung von Spitzentechnologien der forschenden Pharmaindustrie und der Medizintechnik wurde bereits an anderer Stelle doku-mentiert;[3] auch die volkswirtschaftliche Bedeutung der Gesundheitswirtschaft insgesamt ist unumstritten.[4] Hierzu zählen auch die vorhandene Forschungs-infrastruktur und die wertschöpfende Wissenschaft im eigenen Lande als Grund-lage für wünschenswerte Innovationen.

---

1   Herrn Jan M. Bungenstock danke ich herzlich für seine Diskussionsbereitschaft und überaus hilfreiche Unterstützung.
2   Siehe beispielhaft das GKV-Lesezeichen 2014, Neues bewerten – Bewährtes erneuern. Beiträge zur Gesundheits- und Pflegepolitik, hrsg. von Doris Pfeiffer, Johann-Magnus v. Stackelberg und Gernot Kiefer, Berlin 2014.
3   „Ökonomischer Fußabdruck" ausgewählter Unternehmen der industriellen Gesundheitswirt-schaft für den deutschen Gesundheitsstandort. Ergebnisbericht vom BDI und WIFOR, Berlin 2013.
4   Siehe dazu Henke, K.-D., Braeseke, G. et al., Volkswirtschaftliche Bedeutung der Gesundheits-wirtschaft, Innovationen, Branchenverflechtung, Arbeitsmarkt, Baden-Baden 2011, NOMOS und die dazugehörige Dokumentation des BMWi: Innovationsimpulse der Gesundheitswirtschaft – Auswirkungen auf Krankheitskosten, Wettbewerbsfähigkeit und Beschäftigung, Berlin 2011.

Der Gesetzgeber kennt die genannten Zielkonflikte zwischen Kostendämpfung einerseits und der Forschungsnotwendigkeit und sicheren Arbeitsplätzen am Forschungsstandort Deutschland andererseits und setzt seinerseits konkret folgende gesundheitspolitische Ziele im Kontext des AMNOG:

1) So wird in der Unterrichtung durch die Bundesregierung laut Bundesrat-Drucksache 598/13 vom 16.07.2013 sichergestellt, dass „die Bundesregierung die frühe Nutzenbewertung und die Preisverhandlungen hinsichtlich ihrer Wirkungen auf die
   - Entwicklung der Ausgaben für Arzneimittel,
   - die Qualität der Versorgung der Patientinnen und Patienten,
   - die Erforschung und Entwicklung von Arzneimitteln sowie
   - den Forschungs-und Pharmastandort Deutschland
   kontinuierlich weiter beobachten und evaluieren wird" (S. 10).

2) Und zur Begründung des AMNOG hieß es (10. November 2010, S. 62f.), dass
   - „verlässliche Rahmenbedingungen für Innovationen",
   - „sichere Arbeitsplätze",
   - „strukturelle, langfristig wirksame Veränderungen" und eine
   - Stärkung des Wettbewerbs im Arzneimittelmarkt"
   geschaffen werden sollen.[5]

Deutlich wird vor diesem Hintergrund, dass der Gesundheitspolitik ein differenziertes Zielbündel vorliegt, das mit dem AMNOG nun weitestgehend durch die Selbstverwaltung, als der vorherrschenden Form von Governance im Gesundheitswesen Deutschlands, umgesetzt werden soll, aber zugleich in Verhandlungen mit dem einzelnen pharmazeutischen Unternehmer im AMNOG-Prozess endet.

Der Gesetzgeber hat den am Verhandlungsverfahren beteiligten Akteuren GKV-Spitzenverband (GKV-SV)[6] sowie den einzelnen pharmazeutischen Unternehmern zu diesem Zweck Verhandlungsmaßstäbe an die Hand gegeben. Diese Kriterien sollen einen Interessenausgleich im Wege von Verhandlungen sicher-

---

5 Siehe in diesem Zielzusammenhang auch den Referentenentwurf eines Gesetzes zur Weiterentwicklung der Finanzstruktur und der Qualität in der Gesetzlichen Krankenversicherung (GKV-Finanzstruktur- und Qualitäts-Weiterentwicklungsgesetz – GKV-FQWG) vom 20. Februar 2014.
6 Spitzenverband Bund der Gesetzlichen Krankenkassen nach § 217a Sozialgesetzbuch (SGB) V.

stellen.[7] Unstrittig im Vordergrund steht dabei der Zusatznutzen des innovativen Arzneimittels.

Der Gesetzgeber sieht die tatsächlichen Abgabepreise in anderen europäischen Ländern sowie die Jahrestherapiekosten vergleichbarer Arzneimittel ebenfalls als relevant an. Nach Auffassung des GKV-Spitzenverbands ergibt sich eine besondere Bedeutung des Kriteriums der Jahrestherapiekosten einer sog. zweckmäßigen Vergleichstherapie, wie sie vom Gemeinsamen Bundesausschuss (G-BA) für die Bewertung eines Zusatznutzens im AMNOG festgelegt wird.[8]

Aus ökonomischer Sicht werden die Verhandlungskriterien des Gesetzgebers und die Einschätzungen des GKV-Spitzenverbands im Lichte der in Kapitel 3 beschriebenen einzelwirtschaftlichen Fundierung gesehen und darüber hinaus mit Hilfe der preistheoretischen Überlegungen auch gesamtwirtschaftlich in Kapitel 4 beurteilt. Dabei soll nach der Ausgangslage (Kapitel 4.1.) zunächst auf das Verhandlungskriterium der tatsächlichen europäischen Vergleichspreise abgestellt werden (Kapitel 4.2). Die Unterscheidung des Begriffs Jahrestherapiekosten nach „zweckmäßiger Vergleichstherapie" und „vergleichbaren Arzneimitteln" ist möglicherweise in juristischer Hinsicht bedeutsam, in ökonomischer Hinsicht jedoch gleichwohl unerheblich. Deshalb werden die Jahrestherapiekosten als Vergleichsmaßstab zusammen betrachtet (Kapitel 4.3).

Vorab bedarf es jedoch eines fundierten Einblicks in das AMNOG-Verfahren als solches (Kapitel 2). Auch wenn das folgende Kapitel 2 für die kundige Leserschaft bzw. den Experten möglicherweise wenig neue Informationen liefert, so ist der überaus komplexe AMNOG-Prozess ohne die detaillierte Darstellung der gesetzlichen, untergesetzlichen Vorschriften und der Vorgaben der G-BA-Verfahrensordnung sowie der Rahmenvereinbarung kaum noch nachzuvollziehen und eine kritische Prüfung seiner Ergebnisse nicht möglich.

---

7   Siehe etwa Bundesministerium für Gesundheit, Das Gesetz zur Neuordnung des Arzneimittelmarktes (AMNOG), im Internet unter: http://www.bmg.bund.de/Glossarbegriffe/A/das-gesetz-zu-neuordnung-des-arzneimittelmarktes-amnog.html („Ein fairer Ausgleich muss in direkten Verhandlungen zwischen dem jeweiligen Arzneimittelhersteller und den gesetzlichen Krankenkassen gefunden werden.").

8   Vgl. GKV-Spitzenverband, Fragen und Antworten, Thema: AMNOG, http://www.gkv-spitzenverband.de/krankenversicherung/arzneimittel/rabatt_verhandlungen_nach_amnog/fragen_und_antworten_amnog/ („Ausgangspunkt für die Verhandlungen zum Erstattungsbetrag zwischen dem GKV–Spitzenverband und dem pharmazeutischen Unternehmer sind die Kosten der zweckmäßigen Vergleichstherapie.").

Mit einem Fazit und einem Ausblick (Kapitel 5) schließt die Stellungnahme, in der die Evaluation und Preisbildung von innovativen Arzneimitteln im Vordergrund steht. Dort wird darauf verwiesen, dass auch andere als die bisherigen Gesundheitsleistungen einer Evaluation unterzogen werden können. Sektorinterne und isolierte Vergleiche sind unzureichend, um bestehende Ineffizienzen abzubauen. Die funktionale und institutionelle Allokation der stets zu knappen Ressourcen im Gesundheitswesen gehört mittelfristig mehr und mehr auf die gesundheitspolitische Tagesordnung.[9] Dabei gilt es auszuloten, was „gemeinsam und einheitlich" durch den Spitzenverband geregelt werden muss und welche Vorteile von einem geordneten Wettbewerb im Gesundheitswesen ausgehen und durch ihn geregelt werden sollten.

---

9   Auf dieser Grundlage gilt es, in den Bereichen Einsparungen durch mehr Wettbewerb zu erzielen, in denen die Verschwendung als besonders hoch angesehen wird bzw. in denen der Zusatznutzen relativ gering ist. Siehe im Einzelnen: Henke, K.-D., Die Allokation der stets zu knappen Ressourcen im Gesundheitswesen aus volkswirtschaftlicher Sicht, in: Zeitschrift für medizinische Ethik, Heft 55, 2009, S: 61-72.

2 Ausgangslage: Grundlagen und Sachstand nach drei Jahren des Arzneimittelmarkt- neuordnungsgesetzes (AMNOG)

2.1 Vor dem Start der Nutzenbewertung: Arzneimittelzulassung und Beratung im AMNOG

Die Zulassung ist eine behördlich (in den USA über die food and drug adminis- tration (FDA), für Europa über die European Medicines Agency (EMA) und in Deutschland über das Bundesinstitut für Arzneimittel und Medizinprodukte (BfArM[1]) oder das Paul-Ehrlich-Institut (PEI) erteilte Genehmigung, die erfor- derlich ist, um ein industriell hergestelltes, verwendungsfertiges Arzneimittel an- bieten, vertreiben oder abgeben zu können.[2]

Nach § 35a Abs. 7 SGB V berät der Gemeinsame Bundesausschuss (G-BA) den pharmazeutischen Unternehmer insbesondere zu vorzulegenden Unterlagen und Studien sowie zur zweckmäßigen Vergleichstherapie. Diese Beratung kann zum einen vor dem Beginn der Phase III der Zulassungsstudie(n) erfolgen und soll unter Beteiligung des Bundesinstituts für Arzneimittel und Medizinprodukte und/oder des Paul-Ehrlich-Instituts stattfinden. Hier wird von der frühen Bera- tung gesprochen. Beratungsgespräche können jedoch auch in Anspruch genom- men werden, nachdem die Phase III der Zulassungsstudie(n) bereits begonnen wurde. Das Nähere einschließlich der Erstattung der für diese Beratung entstan- denen Kosten ist in der G-BA-Verfahrensordnung zu regeln.

---

1 Hauptaufgaben des BfArM sind die Zulassung von Fertigarzneimitteln, die Registrierung homö- opathischer Arzneimittel, die Erfassung und Bewertung sowie Abwehr von Arzneimittelrisiken (Pharmakovigilanz), die zentrale Erfassung und Bewertung von Risiken bei Medizinprodukten, die Überwachung des (legalen) Verkehrs von Betäubungsmitteln und Grundstoffen, die Beratung der Bundesregierung sowie Forschungsaufgaben. Rechtlicher Rahmen für diese Aufgaben sind u. a. das Arzneimittelgesetz (AMG), das Medizinproduktegesetz (MPG), das Betäubungsmittel- gesetz (BtMG), das Grundstoffüberwachungsgesetz (GÜG) sowie die hierzu jeweils erlassenen Verordnungen, siehe http://de.wikipedia.org/wiki/Bfarm.

2 Dabei wird die Zulassung auf ausdrücklich genannte Anwendungen beschränkt, die beispiels- weise mit dem Beipackzettel und der Arzneipackung genannt werden müssen. Andere Anwen- dungen sind formal nicht zulässig; das sind die sog. Off-Label-Anwendungen außerhalb beste- hender Zulassung, http://de.wikipedia.org/wiki/Arzneimittelzulassung.

Gemäß G-BA-Verfahrensordnung[3] erfolgt die G-BA-Beratung durch schriftliche Antragsstellung seitens des pharmazeutischen Unternehmers auf Basis der einge-reichten Unterlagen und Informationen, die für die Erstellung eines Dossiers zur Nutzenbewertung bedeutsam sind und über die der Unternehmer zu diesem Zeit-punkt verfügt, in deutscher oder englischer Sprache. Beratungen zum Inhalt von abgeschlossenen Verfahren sowie anhängigen Rechtsverfahren sind dabei grund-sätzlich ausgeschlossen. Durch den G-BA findet keine Vorprüfung von Daten im Hinblick auf eine zukünftige Dossiereinreichung statt. Für die schriftliche An-forderung ist ein Formular des G-BA zu verwenden. In dem Anforderungsformu-lar sind die Fragen in deutscher Sprache zu übermitteln, die im Beratungs-gespräch erörtert werden sollen. Die Beratungen werden auf Deutsch innerhalb von acht Wochen nach Einreichen der Unterlagen durchgeführt. Übermittelt der pharmazeutische Unternehmer die für die Durchführung der Beratung erforder-lichen Unterlagen nicht, kann der Gemeinsame Bundesausschuss eine Beratung ablehnen. Die Beratung wird durch die Geschäftsstelle des G-BA durchgeführt, sofern er nichts anderes beschließt.

Die im Rahmen dieser Beratung übermittelten Informationen sind vertraulich zu behandeln. Der pharmazeutische Unternehmer erhält eine Niederschrift über das Beratungsgespräch. Der G-BA kann über die im Beratungsgespräch erörterten Themen Vereinbarungen mit dem pharmazeutischen Unternehmer treffen. Die vom G-BA im Rahmen einer Beratung erteilten Auskünfte zu Beratungsthemen sind allerdings nicht verbindlich. Für die Beratung werden Gebühren erhoben. Das Nähere zur Höhe der Gebühren ist in einer Gebührenordnung geregelt (An-fragen zur Verfahrensordnung: 2000 Euro; Anfragen zu vorzulegenden Unter-lagen und Studien: 7000 Euro; Anfragen zur zweckmäßigen Vergleichstherapie: 10.000 Euro; bei hohem Aufwand ggf. Verdoppelung – bei niedrigem Aufwand ggf. Halbierung; Vorschuss in jedem Falle: 5000 Euro).[4]

---

3 Vgl. hierzu und im Folgenden: Verfahrensordnung des Gemeinsamen Bundesausschusses in der Fassung vom 18. Dezember 2008 veröffentlicht im Bundesanzeiger Nr. 84a (Beilage) vom 10. Juni 2009 in Kraft getreten am 1. April 2009 zuletzt geändert am 23. Januar 2014 veröffent-licht im Bundesanzeiger AT 03.04.2014 B1 in Kraft getreten am 20. März 2014, https://www. g-ba.de/downloads/62-492-861/VerfO_2014-01-23.pdf, S. 106ff.

4 Verfahrensordnung des Gemeinsamen Bundesausschusses, a.a.O., S. 125-126.

2.2 Die frühe AMNOG-Nutzenbewertung

Die Nutzenbewertung beginnt spätestens mit dem Tag der Markteinführung (des sog. „Inverkehrbringens") eines neuen Arzneimittels in Deutschland. Maßgeblicher Zeitpunkt und somit Start des Verfahrens ist dabei die Eintragung in die deutsche Spezialitätenliste (sog. „Lauer-Taxe"). An diesem Tag muss ein durch Sozialgesetzbuch V (§ 35a SGB V), durch die Verordnung über die Nutzenbewertung von Arzneimitteln (AM-NutzenV)[5] sowie durch die Verfahrensordnung[6] des G-BA (Kapitel 5)[7] inhaltlich genau vorgeschriebenes Dossier des Pharmaunternehmens beim G-BA vorliegen. In diesem Dossier müssen insgesamt sechs Punkte adressiert werden (§ 4 Abs. 1 AM-NutzenV):

1) Zugelassene Anwendungsgebiete des Arzneimittels,

2) Medizinischer Nutzen des Arzneimittels,

3) Medizinischer Zusatznutzen im Verhältnis zur zweckmäßigen Vergleichstherapie,

4) Anzahl der Patienten und Patientengruppen, für die ein therapeutisch bedeutsamer Zusatznutzen besteht,

5) Kosten der Therapie für die gesetzliche Krankenversicherung,

6) Anforderung an eine qualitätsgesicherte Anwendung.

Der Geltungsbereich des AMNOG erstreckt sich dabei auf Arzneimittel (G-BA-Verfahrensordnung Kapitel 5, §1, Abs. 2),

■ die ab dem 1. Januar 2011 erstmals in den Verkehr gebracht werden, sofern erstmals ein Arzneimittel mit diesem Wirkstoff in den Verkehr gebracht wird,

---

5 Die AM-NutzenV (Arzneimittel-Nutzenbewertungsverordnung) ist eine vom Bundesministerium für Gesundheit erlassene Rechtsverordnung des Bundes. Sie regelt die Einzelheiten der Nutzenbewertung von erstattungsfähigen Arzneimitteln mit neuen Wirkstoffen nach § 35a des Fünften Buches Sozialgesetzbuch, http://www.gesetze-im-internet.de/am-nutzenv/BJNR232400010.html.
6 Verfahrensordnung des Gemeinsamen Bundesausschusses, a.a.O.
7 Die Arbeit des G-BA, dem zentralen Entscheidungsgremium der gemeinsamen Selbstverwaltung im deutschen Gesundheitswesen, ist überaus komplex. Seine Beschlüsse sind richtungsweisend für die gesundheitliche Versorgung der Bevölkerung. Und sie sind maßgeblich für die wirtschaftliche Entwicklung des Arzneimittelmarktes.

■ die ab dem 1. Januar 2011 erstmals in den Verkehr gebracht worden sind
und die nach dem 1. Januar 2011 ein neues Anwendungsgebiet nach § 2 Absatz 2 erhalten,

■ wenn der Gemeinsame Bundesausschuss eine Nutzenbewertung wegen
neuer wissenschaftlicher Erkenntnisse nach § 13 veranlasst,

■ auf Antrag des pharmazeutischen Unternehmers nach § 14,

■ für die der Gemeinsame Bundesausschuss über eine Nutzenbewertung mit
Befristung beschlossen hat, wenn die Frist abgelaufen ist.

Auf Grundlage des eingereichten Nutzendossiers beginnt der G-BA, die Nutzenbewertung (§ 35a Abs. 2 SGB V i.V. m. § 7 Abs. 1 AM-NutzenV) in dem festgelegten Zeitraum von drei Monaten (§35a Abs. 4 Satz 1 SGB V i.V.m. § 7 Abs. 3
AM-NutzenV). In der Regel beauftragt er das Institut für Qualität und Wirtschaftlichkeit im Gesundheitswesen (IQWiG) mit der Durchführung der Nutzenbewertung. Der G-BA hat dabei keine Amtsermittlungspflicht (§ 5 AM-NutzenV): Wenn das Dossier nicht den Anforderungen entspricht und somit als
formal unvollständig angesehen wird, gilt der Zusatznutzen als nicht belegt.

Spätestens drei Monate nach Abschluss der Nutzenbewertung beschließt der
G-BA über den Zusatznutzen. Somit beträgt der maximale Zeitraum bis zur
Beschlussfassung des G-BA über den Zusatznutzen eines Arzneimittels sechs
Monate. Zwischen Abschluss und Beschluss der Nutzenbewertung ist Gelegen-
heit zur schriftlichen Stellungnahme und mündlichen Anhörung gegeben (G-BA-
Verfahrensordnung Kapitel 5, §19, Abs. 1). Mit dem Beschluss trifft der G-BA
nach eigener Festlegung (G-BA-Verfahrensordnung Kapitel 5, § 20, Abs. 3)
Feststellungen zur wirtschaftlichen Verordnungsweise des Arzneimittels, insbe-
sondere

1) zum Zusatznutzen des Arzneimittels im Verhältnis zur zweckmäßigen Vergleichstherapie,

2) zur Anzahl der Patienten bzw. Abgrenzung der für die Behandlung in Frage
kommenden Patientengruppen,

3) zu Anforderungen an eine qualitätsgesicherte Anwendung und

4) zu den Therapiekosten auch im Vergleich zur zweckmäßigen Vergleichstherapie.

Nach § 35a Abs. 5 SGB V kann der pharmazeutische Unternehmer frühestens ein Jahr nach Veröffentlichung des G-BA-Beschlusses eine erneute Nutzenbewertung beantragen, wenn er die Erforderlichkeit wegen neuer wissenschaftlicher Erkenntnisse nachweist. Der G-BA entscheidet über diesen Antrag wiederum innerhalb von drei Monaten.

2.3 Die AMNOG-Preisvereinbarung und Kostenerstattung

2.3.1 Von der Nutzenbewertung zum Erstattungsbetrag

Wurde dem Arzneimittel in der Nutzenbewertung von Seiten des G-BA ein Zusatznutzen gegenüber der zweckmäßigen Vergleichstherapie zuerkannt, so verhandelt der Spitzenverband Bund der Krankenkassen (GKV-Spitzenverband, GKV-SV) „gemeinsam und einheitlich" für alle Krankenkassen einschließlich der privaten Krankenversicherungen mit dem einzelnen pharmazeutischen Unternehmer auf Grundlage des G-BA-Nutzenbeschlusses einen Erstattungsbetrag für das Medikament. Dies gilt nur, sofern der pharmazeutische Unternehmer sich nicht entschließt, das bewertete Produkt innerhalb von vier Wochen nach G-BA-Beschluss vom deutschen Markt zurückzuziehen.[8] Zu diesen Vereinbarungen gehören auch die Anforderungen an die Zweckmäßigkeit, Qualität und Wirtschaftlichkeit einer Verordnung dieses Arzneimittels (§ 130b Abs. 1 SGB V).[9] Eine solche Vereinbarung soll außerdem vorsehen, dass Verordnungen des Arzneimittels als sog. Praxisbesonderheiten im Sinne von § 106 Abs. 5a SGB V anerkannt werden (§ 130b Abs. 2 SGB V). AMNOG-Produkte sollen den Arzt auf diesem Wege vor Regressen schützen. Da es hier eine Angebotsregulierung gibt, braucht es keine Nachfrageregulierung mehr.

Ist dem Arzneimittel nach Auffassung des G-BA kein Zusatznutzen zuzuerkennen, so ordnet der G-BA das Medikament einer bestehenden Festbetragsgruppe zu (§ 35a Abs. 4 SGB V i.V.m. § 35 Abs. 1 SGB V). Ist eine Zuordnung zu einer Festbetragsgruppe auch bei nicht zuerkanntem Zusatznutzen nicht möglich (Festbetragsgruppe fehlt), verhandelt der GKV-SV mit dem einzelnen pharmazeutischen Unternehmer wiederum einen Erstattungsbetrag mit der Besonderheit, dass in diesem Fall die Jahrestherapiekosten des nutzenbewerteten Arzneimittels

---

8   § 4 der AMNOG-Rahmenvereinbarung, siehe hierfür das folgende Kapitel 2.3.2.1.
9   Für eine Übersicht zu den bisher bewerteten Wirkstoffen, Praxisbesonderheiten sowie Anforderungen an eine qualitätsgesicherte Verordnung siehe z.B. die Übersicht unter http://www.kbv.de/ais/42714.html.

nicht höher liegen dürfen als die Jahrestherapiekosten der zweckmäßigen Vergleichstherapie (ZVT) bzw. – bei mehreren ZVT – der wirtschaftlichsten Alternative (§ 130b Abs. 3 SGB V).

Wenn der pharmazeutische Unternehmer und der GKV-SV sich nicht innerhalb eines halben Jahres auf einen AMNOG-Rabatt und die weiteren Anforderungen an die Zweckmäßigkeit, Qualität und Wirtschaftlichkeit einer Verordnung einigen können, wird der strittige Vertragsinhalt durch eine Schiedsstelle innerhalb von drei Monaten festgelegt. Ein solchermaßen festgelegter Erstattungsbetrag gilt rückwirkend ab Monat 13 nach „Inverkehrbringen" des AMNOG-Produkts. Bis dahin nicht gezahlte Rabatte in Monat 13, 14 und 15 sollen ausgeglichen werden. Der Gesetzgeber hat der Schiedsstelle aufgetragen, bei der Festsetzung alle Umstände des Einzelfalls zu würdigen und die Besonderheiten des jeweiligen Therapiegebietes zu berücksichtigen (§ 130b Abs. 4 SGB V). Die Schiedsstelle wurde gemäß § 130b Abs. 5 SGB V vom GKV-SV und den Verbänden der pharmazeutischen Unternehmer gebildet. Sie besteht aus einem unparteiischen Vorsitzenden und zwei weiteren unparteiischen Mitgliedern sowie aus jeweils zwei Vertretern der in der Einzelverhandlung Beteiligten (GKV-SV sowie der einzelne betroffene pharmazeutische Unternehmer).

Eine Neuverhandlung wird erforderlich, wenn entweder der pharmazeutische Unternehmer oder der GKV-SV eine verhandelte oder per Schiedsspruch festgelegte Vereinbarung kündigt. Eine solche Kündigung ist frühestens nach einem Jahr möglich. Im Falle einer Kündigung gilt die alte Vereinbarung oder der Schiedsspruch bis zum Wirksamwerden einer neuen Vereinbarung fort. Falls ein neuer G-BA-Nutzenbeschluss nach § 35a SGB V bereits vor Ablauf eines Jahres vorliegen sollte, ist eine Kündigung bereits vorher möglich. Dies gilt ebenso im Falle eines G-BA-Beschlusses über eine Kosten-Nutzen-Bewertung nach § 35b Abs. 3 SGB V. Außerdem kann eine Vereinbarung bereits vorher gekündigt werden, wenn die Voraussetzungen für die Bildung einer Festbetragsgruppe nach § 35 Abs. 1 SGB V vorliegen.

2.3.2   Rahmenvereinbarung nach § 130b Abs. 9 SGB V

2.3.2.1   Entstehung und Inhalte im Überblick

Die Verbände der Arzneimittelhersteller und der GKV-SV sind gesetzlich verpflichtet worden, in einer Rahmenvereinbarung Maßstäbe für die Vereinbarungen über einen AMNOG-Rabatt festzulegen (§ 130b Abs. 9 SGB V). In der

Rahmenvereinbarung sollen insbesondere (Verhandlungs-)Kriterien bestimmt werden, die neben dem Nutzenbeschluss (§ 35a SGB V) und neben den weiteren Vorgaben zur Vereinbarung eines Erstattungsbetrags (§ 130b Abs. 1 SGB V) in der Verhandlung heranzuziehen sind. Bei Produkten mit einem vom G-BA zuerkannten Zusatznutzen sollen die Jahrestherapiekosten vergleichbarer Arzneimittel sowie die tatsächlichen Abgabepreise in anderen europäischen Ländern, gewichtet nach den jeweiligen Umsätzen und Kaufkraftparitäten, Berücksichtigung finden. Rahmenvertraglich ist darüber hinaus das Nähere zu Inhalt, Form und Verfahren der jeweils erforderlichen Auswertung von Abrechnungsdaten der Krankenkassen, zur Übermittlung der Auswertungsergebnisse an den pharmazeutischen Unternehmer und zur Aufteilung der entstehenden Kosten auf pharmazeutischen Unternehmer und GKV-SV zu vereinbaren.

Die aktuell gültige Rahmenvereinbarung (RahmenV) wurde vom GKV-SV und den Herstellerverbänden Bundesverband der Arzneimittel-Hersteller, Bundesverband der Pharmazeutischen Industrie, Pro Generika und dem Verband forschender Arzneimittelhersteller am 19. März 2012 unterzeichnet.[10] Ziel der Rahmenvereinbarung ist nach der dort verfassten Präambel die Unterstützung und Erleichterung der Vereinbarung eines Erstattungsbetrags. Dabei soll grundsätzlich ein Erstattungsbetrag vereinbart werden, der für den festgestellten Zusatznutzen angemessen ist und einen Ausgleich der Interessen der Versichertengemeinschaft mit denen des pharmazeutischen Unternehmers darstellt. Erstattungsbetrag meint in diesem Kontext den Betrag, den die Krankenkasse für ein Arzneimittel nach § 130b SGB V erstattet bzw. den Betrag, den ein Selbstzahler in der Apotheke gemäß § 78 Abs. 3a bezahlen muss. Zu den Regelungen gemäß der Rahmenvereinbarung zählen im Einzelnen:

- Sitzungskalender mit vier bis fünf Terminen (§ 1 RahmenV),[11]

- Anzahl der verhandelnden Personen, Beteiligung des PKV-Verbands, Verhandlungssprache, Bestimmung von Verhandlungsführern, Dolmetscher, Verhandlungsdauer sowie Ergebnisprotokoll (§ 2 RahmenV),[12]

---

10 Zuvor waren gemäß § 130b Abs. 9 Satz 5 Teile der Rahmenvereinbarung von der o.g. Schiedsstelle festgesetzt worden.

11 Im Einvernehmen der Vertragsparteien können fünf Verhandlungstermine festgelegt werden. Die Verhandlungen sollen vier Wochen nach dem G-BA-Beschluss beginnen und müssen rechtzeitig sechs Monate nach dem G-BA-Beschluss abgeschlossen sein mit jeweils angemessenen Möglichkeiten der Vor- und Nachbereitung zu den einzelnen Terminen. Mindestens 14 Tage vor dem ersten Verhandlungstermin werden die jeweiligen Verhandlungstermine und der genaue Verhandlungsort (jeweils beim GKV-SV) durch den GKV-Spitzenverband mitgeteilt.

■ Vorbereitung der Verhandlungstermine (§ 3 RahmenV): rechtzeitige Bereitstellung von Unterlagen (Nutzendossier, Nutzenbewertung und G-BA-Beschluss) und Informationen (Abgabepreise in anderen europäischen Ländern, erwartete Absatzmenge),[13]

■ Vereinbarung des AMNOG-Rabatts auf Ebene der Pharmazentralnummer, Auswirkungen von Preisänderungen, Vorgaben zu den Anforderungen an die Zweckmäßigkeit, Qualität und Wirtschaftlichkeit einer Verordnung des AMNOG-Arzneimittels, Verordnungsmenge und Konsequenzen bei Abweichungen, Abbruch des Verfahrens („formaler opt-out"), Neuverhandlung mit anderem pharmazeutischen Unternehmer (§ 4 RahmenV),[14]

---

12 Fünf bzw. - bei Einvernehmen - bis zu sieben Personen nehmen an den Verhandlungen teil zzgl. eines Vertreters des PKV-Verbands, dem bei einvernehmlicher Zustimmung Frage- und Rederecht erteilt wird. Als Verhandlungssprache ist Deutsch festgelegt, wobei ggf. ein Dolmetscher hinzugezogen werden kann. Ein Wechsel der Verhandlungsführer ist ebenfalls möglich. Die Dauer eines Verhandlungstermins liegt bei vier Stunden, bei Einvernehmen kann ein längerer Zeitraum vereinbart werden. Ein Ergebnisprotokoll wird am Ende der Sitzung durch die Verhandlungsführer erstellt.

13 Die auf der Internetseite des G-BA veröffentlichten Dokumente (Dossier des pharmazeutischen Unternehmers, Nutzenbewertung und Beschluss über die Nutzenbewertung) sollen den Vertragsparteien für die Verhandlung zur Verfügung stehen. Der pharmazeutische Unternehmer hat die Höhe des tatsächlichen Abgabepreises in den nach der Anlage 2 der Rahmenvereinbarung bestimmten anderen europäischen Ländern mitzuteilen. Die ausgewählten Länder ergeben sich aus dem Spruch der Schiedsstelle vom 08.03.2012. Dabei wurde die Auswahl der Länder nicht auf die 18 Mitgliedstaaten des Euro-Währungsgebietes beschränkt, sondern auf alle 28 Staaten des europäischen Wirtschaftsraumes erstreckt. Die ausgewählten Länder sollen einen Bevölkerungsanteil des europäischen Wirtschaftsraumes (ohne Deutschland) von rd. 80 v.H. abdecken und zugleich vorrangig solche Länder umfassen, die eine mit Deutschland vergleichbare wirtschaftliche Leistungsfähigkeit besitzen. Kriterium dafür ist insbesondere das Bruttoinlandsprodukt pro Kopf, ausgedrückt in Kaufkraftstandards nach Eurostat. Ebenfalls übermittelt der pharmazeutische Unternehmer die erwartete jährliche Absatzmenge insgesamt und differenziert nach den im G-BA-Beschluss abgegrenzten Anwendungsgebieten sowie die erforderlichen Unterlagen für die sog. vergleichbaren Arzneimittel. Sämtliche Angaben müssen den Anforderungen des G-BA an die Erstellung und Einreichung eines Dossiers zur Nutzenbewertung entsprechen und sind spätestens fünf Werktage vor dem ersten Verhandlungstermin elektronisch zu übermitteln.

14 Die Pharmazentralnummer (PZN) ist der bundeseinheitliche Identifikationsschlüssel für Artikel im Apothekensektor. Jede PZN identifiziert einen Artikel (Handelsform) bestimmter Bezeichnung und Packungsgröße eines bestimmten Anbieters. Wenn zur Unterscheidung von anderen Artikeln erforderlich, werden weitere Kriterien wie Darreichungsform, Farbe, Form, Größe etc. als artikelidentifizierende Merkmale herangezogen (Quelle: http://www.ifaffm.de/de/ifa-gmbh/pharmazentralnummer.html). Der pharmazeutische Unternehmer kann während der Laufzeit der Vereinbarung seinen Abgabepreis verändern. Kommt es zu einer Preisänderung soll die Gesamtbelastung für die GKV unter Berücksichtigung der Herstellerabschläge nach § 130a SGB V sowie des AMNOG-Rabatts nicht verändert werden (automatische Anpassung des AMNOG-Rabatts). Davon abweichende Regelungen sind ebenso möglich, wie auch die gesetzliche Kann-Bestimmung einer Ablösung von Herstellerabschlägen (gemäß § 130b Abs. 1 Satz 5 i.V.m. §

■   Benehmen mit dem PKV-Verband (§ 7 RahmenV),

■   Kündigung der Vereinbarungen (§ 8 RahmenV),[15]

■   Kostentragung (§ 9 RahmenV)[16] sowie

■   Geheimhaltungsflicht (§ 10 RahmenV)[17].

2.3.2.2   Grundlagen zur Ermittlung und Kriterien zur Vereinbarung eines Erstattungsbetrags

Nach dem Beschluss des G-BA ergeben sich drei Verhandlungsszenarien, die in der Rahmenvereinbarung mit jeweils unterschiedlichen Vorgaben versehen sind (§ 5 RahmenV: „Grundlagen der Ermittlung"):

a)   Dem Wirkstoff wird ein Zusatznutzen eingeräumt (§ 5 Abs. 2 RahmenV): In diesem Fall wird der von GKV, PKV, weiteren Ausgabenträgern und Selbstzahlern zu zahlende Erstattungsbetrag durch einen Zuschlag auf die Jahrestherapiekosten der zweckmäßigen Vergleichstherapie vereinbart.

b)   Dem Wirkstoff wird kein Zusatznutzen eingeräumt, ohne dass eine Einordnung in eine Festbetragsgruppe möglich ist (§ 5 Abs. 1 RahmenV): In diesem Fall darf nur ein Erstattungsbetrag festgelegt werden, der nicht zu höheren Jahrestherapiekosten des nutzenbewerteten Arzneimittells führt als

---

130a Abs. 8 Satz 4). Vorgesehen sind überdies die Festlegung der von den Vertragsparteien erwarteten Verordnungsmenge sowie Konsequenzen für den Fall von Abweichungen von dieser festgelegten Menge. Außerdem ist bestimmt, dass der pharmazeutische Unternehmer das Verhandlungsverfahren nicht aufnehmen oder abbrechen kann, wenn er dem GKV-Spitzenverband innerhalb einer Frist von vier Wochen nach Veröffentlichung des G-BA-Beschlusses mitteilt, dass er das Verhandlungsverfahren nicht durchführen wird und erklärt, das Arzneimittel aus dem Verkehr zu nehmen. In diesem Fall kann der GKV-Spitzenverband gemäß Rahmenvereinbarung die Verhandlung auf Basis des alten G-BA-Beschlusses mit einem anderen pharmazeutischen Unternehmer aufnehmen, der den Wirkstoff nach dem erstmaligen „Inverkehrbringen" ebenfalls in Verkehr gebracht hat. In diesem Falle gilt der Erstattungsbetrag ab dem dreizehnten Monat nach dem erstmaligen Inverkehrbringen.

15   Eine Vereinbarung kann frühestens nach einem Jahr gekündigt werden, soweit nichts anderes vereinbart ist. Die Kündigungsfrist beträgt drei Monate. Die Kündigung muss schriftlich erfolgen.

16   Die Kosten der Verhandlungstermine sind von den Vertragsparteien jeweils zur Hälfte zu tragen. Für Protokollführung, Verpflegung und Raummiete sind Pauschalen vereinbart.

17   Es besteht die Verpflichtung, über die Inhalte der Vertragsverhandlungen sowie die in die Vertragsverhandlungen eingebrachten Informationen und Unterlagen Stillschweigen zu bewahren. Dies betrifft insbesondere die im Rahmen der Verhandlungen bekannt gewordenen Geschäfts- und Betriebsgeheimnisse der Vertragsparteien. Der Vertreter des PKV-Verbandes wird zu Beginn der Verhandlung zum Stillschweigen verpflichtet.

die Jahrestherapiekosten der zugrunde gelegten zweckmäßigen Vergleichstherapie.

c) Der Wirkstoff wird als der zweckmäßigen Vergleichstherapie unterlegen eingestuft und kann ebenfalls keiner Festbetragsgruppe zugeordnet werden (§ 5 Abs. 3 RahmenV): In diesem Fall wird der Erstattungsbetrag durch einen Abschlag auf die Jahrestherapiekosten der zweckmäßigen Vergleichstherapie vereinbart.

Ein Zuschlag[18] nach § 5 Abs. 2 RahmenV richtet sich nach dem im Beschluss des G-BA festgestellten Ausmaß des Zusatznutzens (§ 5 Abs. 7 Nr. 1 bis 3 AM-NutzenV) und einer Berücksichtigung der Kriterien in § 6 RahmenV. Der Zuschlag ist als Eurobetrag zu vereinbaren.

Zu den Verhandlungskriterien, die sich aus § 130b SGB V i.V.m. der Rahmenvereinbarung ergeben (§ 6 RahmenV), zählen:

1) der G-BA-Beschluss über die Nutzenbewertung nach 35a Abs. 3 SGB V.

2) die von dem pharmazeutischen Unternehmer mitgeteilten tatsächlichen Abgabepreise in anderen europäischen Ländern.

3) Die Jahrestherapiekosten vergleichbarer Arzneimittel.

Nach Auffassung des GKV-SV ergibt sich aus dem Zusammenspiel der §§ 5 und 6 RahmenV im Ergebnis eine dominante Stellung von Kriterium 1 unter Bezugnahme auf die Jahrestherapiekosten der zweckmäßigen Vergleichstherapie, während die weiteren Kriterien 2 und 3 dem GKV-Spitzenverband folgend eher als nachrangig anzusehen sind.[19]

---

18 Aus dem Zuschlag auf die Jahrestherapiekosten der zweckmäßigen Vergleichstherapie ergibt sich letztendlich ein Erstattungsbetrag für die einzelnen am Markt befindlichen Packungen.
19 Vgl. GKV-Spitzenverband, Fragen und Antworten, Thema: AMNOG, unter: http://www. gkvspitzenverband.de/krankenversicherung/arzneimittel/rabatt_verhandlungen_nachamnog/ fragen_und_antworten_amnog/sb_rabatt_verhandlungen_fragen_und_antworten.jsp. Dort heißt es: „Ausgangspunkt für die einzelnen Erstattungsbetragsverhandlungen [ist] der im Beschluss des Gemeinsamen Bundesausschusses festgestellte Zusatznutzen gegenüber der zweckmäßigen Vergleichstherapie [..]. Der tatsächliche Abgabepreis in anderen europäischen Ländern wird erst danach, in einem zweiten Schritt neben den Jahrestherapiekosten vergleichbarer Arzneimittel als Kriterium herangezogen." Außerdem: „Ausgangspunkt für die Verhandlungen zum Erstattungsbetrag zwischen dem GKV–Spitzenverband und dem pharmazeutischen Unternehmer sind die Kosten der zweckmäßigen Vergleichstherapie. In den Verhandlungen über die einzelnen neuen Produkte wird nie direkt über den Arzneimittelpreis, sondern über einen Zuschlag auf die Kosten der zweckmäßigen Vergleichstherapie verhandelt."

2.3.3 Reichweite von AMNOG-Erstattungsbeträgen

2.3.3.1 Relevanter Personenkreis und profitierende Krankenversicherungsträger

Ursprünglich und bis dato wird der Erstattungsbetrag als Rabatt auf den Abgabepreis des pharmazeutischen Unternehmers vereinbart (§ 130b Abs. 1 S. 2 SGB V (alte Fassung)). Mit dem 14. SGB V-Änderungsgesetz wurde diese Regelung des AMNOG insofern verändert, als dass ab dem 1. April 2014 der Erstattungsbetrag nach § 78 Abs. 3a AMG[20] als Abgabepreis des pharmazeutischen Unternehmers zu interpretieren ist, wobei der ursprüngliche Abgabepreis nach § 78 Abs. 3 AMG weiterhin Bestand hat.[21] Effektiv wird also – anders als der Name Erstattungsbetrag es suggeriert – kein Erstattungsbetrag mit Aufzahlungsmöglichkeit für den Patienten wie beim Festbetrag, sondern ein Rabatt auf den ursprünglichen Abgabepreis vereinbart. Damit begibt man sich in eine noch größere Nähe zu einer quasi-öffentlichen Preisbildung.

Der durch AMNOG reduzierte Abgabepreis des pharmazeutischen Unternehmers wird vom pharmazeutischen Unternehmer auf der Rechnung an den Großhandel gewährt, wird sodann an die Apotheken und letztlich an die GKV – im Rahmen des Sachleistungsprinzips – bzw. die Selbstzahler weiter gegeben. Versicherte der PKV erhalten den Preisnachlass bei Einreichung der Apothekenrechnung im Wege der Kostenerstattung von ihrer PKV zurück. Somit profitieren sämtliche Versicherungen in Deutschland (GKV, PKV, GUV) „einheitlich und gemeinsam" von Erstattungsbeträgen bzw. Preisnachlässen, wie auch alle weiteren Personen, die das AMNOG-Arzneimittel in einer deutschen Apotheke erwerben (§ 78 Abs. 3a AMG).

2.3.3.2 Relevanter Markt und betroffene pharmazeutische Unternehmer

Nach § 35a Abs. 6 SGB V konnte der G-BA bis dato auch Wirkstoffe in die AMNOG-Nutzenbewertung einbeziehen, wenn sie vor dem 1. Januar 2011 bereits zugelassen und im Verkehr waren. Der Gesetzgeber hat sich vor dem Hin-

---

20 Arzneimittelgesetz, im Internet: http://www.gesetze-im-internet.de/amg_1976/__78.html.
21 Vgl. Deutscher Bundestag, Beschlussempfehlung und Bericht des Ausschusses für Gesundheit (14. Ausschuss) zu dem Gesetzentwurf der Fraktionen der CDU/CSU und SPD – Drucksache 18/201 – Entwurf eines Vierzehnten Gesetzes zur Änderung des Fünften Buches Sozialgesetzbuch (14. SGB V-Änderungsgesetz – 14. SGB V-ÄndG), Bundestags-Drucksache 18/606.

tergrund des hohen methodischen und administrativen Aufwands jedoch ent-
schlossen, diese Regelung zum 1. April 2014 zu streichen.[22]

Nach der Rahmenvereinbarung war bisher geregelt, dass Verhandlungen über
einen AMNOG-Erstattungsbetrag auf der Produkt- bzw. der PZN-Ebene geführt
werden (§ 4 RahmenV). Mit dem 14. SGB V-Änderungsgesetz wurde eine neue
Regelung eingeführt, mit der verhandelte oder festgelegte Erstattungsbeträge auf
andere pharmazeutische Unternehmer übertragen werden: Nach § 130b Abs. 3a
(neu) SGB V gilt der vereinbarte Erstattungsbetrag einschließlich der Vereinbarungen für die Anerkennung von Praxisbesonderheiten nach Absatz 2 für alle
Arzneimittel mit dem gleichen neuen Wirkstoff (damit sind insbesondere Re-
und Parallelimporte oder auch der Fall des Mitvertriebs angesprochen). Nur noch
in Ausnahmefällen soll es Einzelverhandlungen unterhalb der Wirkstoffebene
geben, wobei das Nähere durch die Partner der Rahmenvereinbarung nach
§ 130b SGB V geregelt werden soll (etwa bei zwei Arzneimitteln mit dem gleichen Wirkstoff für zwei unterschiedliche Anwendungsgebiete).[23]

2.3.4 Technische Abwicklung von Erstattungsbeträgen

Für die Abwicklung des AMNOG-Rabatts hat sich der Gesetzgeber einen neuen
Weg überlegt. Anders als in den bisher bekannten und bewährten Verfahren der
Abwicklung von Preisnachlässen für Arzneimittel

1) wie bei den Rabattverträgen (nach § 130a Abs. 8 SGB V im direkten Aus-
   tausch mit den beteiligten Krankenkassen) sowie

2) den Herstellerabschlägen (nach § 130a Abs. 1 – 3b SGB V via Apotheken-
   rechenzentren an die Krankenkassen und via die zentrale Einzugsstelle
   ZESAR an die privaten Krankenversicherungen und Beihilfestellen)

wird der AMNOG-Rabatt nicht nachgelagert abwickelt, sondern parallel zum
Vertriebsweg des Produkts über die Rechnung des pharmazeutischen Unternehmers an den Großhandel, von dort an die Apotheken und schließlich über die

---

22 Vgl. Deutscher Bundestag, Gesetzentwurf der Fraktionen der CDU/CSU und SPD Entwurf eines
    Vierzehnten Gesetzes zur Änderung des Fünften Buches Sozialgesetzbuch (14. SGB V-
    Änderungsgesetz – 14. SGB V-ÄndG). Bundestags-Drucksache 18/201.
23 Vgl. Deutscher Bundestag, Beschlussempfehlung und Bericht des Ausschusses für Gesundheit
    (14. Ausschuss) zu dem Gesetzentwurf der Fraktionen der CDU/CSU und SPD
    – Drucksache 18/201 – Entwurf eines Vierzehnten Gesetzes zur Änderung des Fünften Buches
    Sozialgesetzbuch (14. SGB V-Änderungsgesetz – 14. SGB V-ÄndG). Bundestags-Drucksache
    18/606.

Apotheken-Rechnung an die GKV und an den Selbstzahler geleistet. Aus diesem Grunde wird der Erstattungsbetrag bzw. der AMNOG-Rabatt in den ca. 21.500 Apotheken öffentlich bzw. muss für dieses Verfahren in den einschlägigen Preisinformationsdiensten der Apotheker (z.b. „Lauer-Taxe") veröffentlicht werden. Mit Krankenhäusern vereinbaren Krankenkassen oder ihre Verbände für zu ihren Lasten durch ein Krankenhaus abgegebene AMNOG-Produkte (in der ambulanten Versorgung nach § 129a SGB V) höchstens einen Erstattungsbetrag (gemäß § 130b Abs. 1 Satz 6 SGB V). AMNOG gilt grundsätzlich nur für den ambulanten Bereich; im stationären Bereich spielt AMNOG nur eine Rolle für den Spezialfall der ambulanten Arzneimittelversorgung aus dem Krankenhaus heraus.

2.3.5 Die Erstattungsbeträge im internationalen Zusammenhang

Mit einer Veröffentlichung des Erstattungsbetrags nach § 130b SGB V sind durch diese effektiven Preissenkungen möglicherweise negative internationale Wechselwirkungen für die in- und ausländische Arzneimittelpreisbildung und -versorgung verbunden. Denn im Ausland wird häufig die sog. internationale Preisreferenzierung als Regulierungsinstrument eingesetzt. Dabei wird der im Inland gültige bzw. regulierte Preis aus einem oder mehreren ausländischen (ggf. ebenfalls regulierten) Arzneimittelpreisen gebildet (siehe hierzu auch Kapitel 4.2).

Bei einer Bezugnahme auf den AMNOG-Rabatt senkt sich je nach Verhandlungsergebnis im Rahmen des AMNOG der Preis für ein AMNOG-bewertetes Arzneimittel auch im (europäischen) Ausland. Damit muss der pharmazeutische Unternehmer nicht nur berücksichtigen, welche Umsatzeinbußen er in Folge eines weiteren Entgegenkommens beim AMNOG-Rabatt in Deutschland zu erwarten hat, sondern behält auch stets zugleich die Konsequenzen bezogen auf den Umsatz für das AMNOG-Produkt in den preisreferenzierenden Ländern des Auslands im Blick. Die Verhandlungsspielräume des pharmazeutischen Unternehmers in Deutschland werden auf diese Weise von vornherein schmaler.

Außerdem schließt der pharmazeutische Unternehmer in seine strategischen Überlegungen zu der Frage des Vorteils einer Markteinführung in Deutschland ein, mit welchem AMNOG-Rabatt in Deutschland zu rechnen ist und welche Konsequenzen dies für das Geschäft mit dieser Innovation im Ausland hat. Unter Umständen rechnet es sich für den pharmazeutischen Unternehmer, zunächst auf eine Markteinführung in Deutschland zu verzichten und die Innovation zuerst in solchen anderen Ländern auszubieten, die keine gleichartigen negativen Konsequenzen aus der internationalen Preisreferenzierung erwarten lassen. Eine solche Berücksichtigung ausländischer Arzneimittelpreise gilt seit dem AMNOG auch in Deutschland. Nach § 130b Abs. 9 SGB V sollen die tatsächlichen Abgabepreise in anderen europäischen Ländern gewichtet nach den jeweiligen Umsätzen und Kaufkraftparitäten als Vergleichspreise ebenfalls berücksichtigt werden.

2.3.6 Stand der Verfahren und empirische Erkenntnisse

Zu Mitte Mai 2014 ergibt sich das in der Abbildung 1 wiedergegebene Bild zu den Verfahren der frühen Nutzenbewertung. 76 abgeschlossene Verfahren, 17 laufende Verfahren und 5 eingestellte Verfahren zeigen den Stand. Erstattungsbeträge wurden in 41 Fällen bestimmt (3 per Schiedsstelle), während 19 Verfahren noch laufen. Neben 3 Zuordnungen in Festbetragsgruppen wurde in 7 Fällen das Produkt vom pharmazeutischen Unternehmer aus dem deutschen Markt zurückgenommen, sodass es in der Arzneimittelversorgung in Deutschland nicht mehr zur Verfügung steht.

Frühe Nutzenbewertung		Vereinbarung nach §130b SGB V	
Alle Verfahren	93	Festgesetzte Erstattungsbeträge	48
Verfahren abgeschlossen	76	Verhandlung	45
Beschlussfassung in Vorbereitung	7	Schiedsstelle	3
Stellungnahmeverfahren eröffnet	2	Laufende Verfahren	19
Verfahren begonnen	8	Verhandlung	14
		Schiedsstelle	5
		Festbetragseingruppierungen	3
Eingestellt / Ausgesetzt	5	Opt-out / außer Vertrieb	7

Abbildung 1:   AMNOG, Frühe Nutzenbewertung: Stand der Verfahren
Quelle: vfa/Datenbasis: G-BA, Stand: 13.05.2014.

In Abbildung 2 ist links für 71 abgeschlossene Verfahren zu ersehen, dass in insgesamt 58% der Wirkstoffe vom G-BA ein Zusatznutzen zugesprochen wurde (Stand April 2014).[24] Bricht man dieses Bild herunter auf die Ebene der in G-BA-Beschlüssen gebildeten Subpopulationen, so ist feststellbar, dass in deutlich

---

24 Die höchste Zusatznutzenkategorie („erheblich") wurde von Seiten des G-BA allerdings noch nie vergeben.

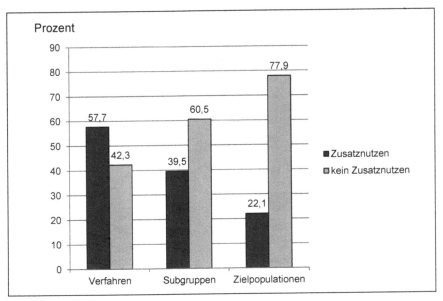

Abbildung 2: Differenzierung des Zusatznutzens nach Verfahren, Subgruppen und
Zielpopulationen
Eigene Darstellung, Datenquelle: vfa, Stand: 23.04.2014, auf Basis der
Angaben des G-BA zu 124 Subpopulationen aus 71 abgeschlossenen
Verfahren.

mehr Fällen als auf Wirkstoffebene von Seiten des G-BA kein Zusatznutzen
zugesprochen wird: Bei einem Bezug auf die Subpopulationen ergibt sich für nur
40% der betroffenen Gruppen aus Sicht des G-BA ein Zusatznutzen in Höhe der
in Abbildung 2 in der Mitte ausgewiesenen Prozentsätze. Bezieht man diese
Subgruppen wiederum auf die Anzahl der betroffenen Patienten, so spricht der
G-BA sogar in nur 22% der gesamten Zielpopulation einen Zusatznutzen zu (in
Abbildung 2 rechts).

In Abbildung 3 ist die zweckmäßige Vergleichstherapie nach 124 Subpopulationen dargestellt. Dabei fällt insbesondere auf, dass in der überwiegenden, absolut
mehrheitlichen Zahl der Fälle eine generische Vergleichstherapie, Basistherapie
des neuen Arzneimittels oder best-supportive care als zweckmäßige Vergleichstherapie bestimmt wurde.

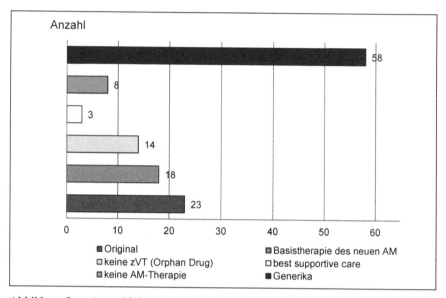

Abbildung 3:   Auswahl der zweckmäßigen Vergleichstherapie
Eigene Darstellung, Datenquelle: vfa, Stand: 23.04.2014, auf Basis der
Angaben des G-BA zu 124 Subpopulationen aus 71 abgeschlossenen
Verfahren.

Vor dem Hintergrund der Ergebnisse aus der Nutzenbewertung (häufig gering
bis kein Zusatznutzen) in Verbindung mit der Wahl der zweckmäßigen Vergleichstherapie (häufig generisch) sowie der in Kapitel 2.3.2.2 beschriebenen
Eigenfestlegung des GKV-Spitzenverbands, nach der sich bei den AMNOG-
Verhandlungen im Ergebnis eine dominante Stellung von Jahrestherapiekosten
generischer zweckmäßiger Vergleichstherapien ergibt, ist äußerst fraglich, ob
sich in den Verhandlungen die Ziele des AMNOG vollumfänglich erreichen
lassen. Es steht vielmehr zu befürchten, dass sich das deutsche Erstattungsniveau
in einem unverhältnismäßig niedrigen Niveau einpendelt, welches so nach dem
AMNOG nicht gewollt war: Der Gesetzgeber hatte mit dem AMNOG die best-
mögliche Arzneimittelversorgung zu wirtschaftlichen Preisen sowie verlässliche
Rahmenbedingungen für Innovationen, die Versorgung der Versicherten und die
Sicherung von Arbeitsplätzen gewollt.[25]

25 Vgl. Gesetzentwurf der Fraktionen der CDU/CSU und FDP (2010): Entwurf eines Gesetzes zur
Neuordnung des Arzneimittelmarktes in der gesetzlichen Krankenversicherung (Arzneimittel-
marktneuordnungsgesetz – AMNOG), Bundestags-Drucksache 17/2413 vom 06.07. 2010, S. 1.

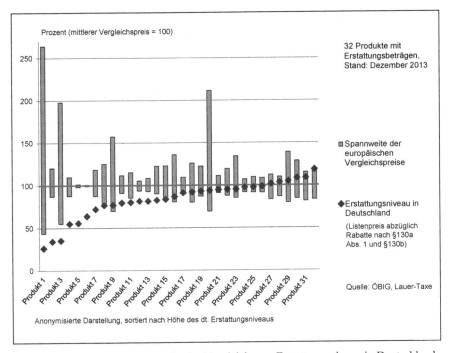

Abbildung 4: Europäische Preise im Vergleich zum Erstattungsniveau in Deutschland
Quelle: vfa.

Diese Befürchtung wird empirisch durch Abbildung 4 unterstrichen: Zieht man 32 Produkte mit Erstattungsbeträgen beispielhaft heran und legt dabei die Spannweite der europäischen Listenpreise für das jeweils gleiche Produkt an, so lässt sich an der Abbildung 4 das Erstattungsniveau in Deutschland erkennen (Listenpreis abzüglich Rabatte nach § 130a Abs. 1 und § 130b SGB V). Aus der Abbildung 4 wird ersichtlich, dass in über drei Viertel der Fälle das deutsche Erstattungsniveau unterhalb des mittleren europäischen Listenpreises liegt, während in 50 Prozent der Fälle sogar das unterste europäische Preisniveau durch die Verhandlungen zum Erstattungsbetrag unterschritten wird.

Vor diesem Hintergrund gilt es, im weiteren Verlauf der Untersuchung zu prüfen, ob die vom GKV-Spitzenverband postulierte dominante Stellung von Jahrestherapiekosten zweckmäßiger Vergleichstherapien – mehrheitlich generischer Art – im Rahmen der AMNOG-Verhandlungen eine aus ökonomischer Sicht nachhaltige und tragfähige Größe im Hinblick auf die vom Gesetzgeber mit dem

AMNOG selbst gesteckten Ziele und auch im Vergleich zu den gesetzlich und rahmenvertraglich vorgegebenen Kriterien „Abgabepreise in anderen europäischen Ländern" sowie „Jahrestherapiekosten vergleichbarer Arzneimittel" darstellt.

3 Theoretische Grundlagen der Preisbildung bei innovativen Arzneimitteln

3.1 Angebot und Nachfrage von Gütern und Diensten aus idealtypischer Sicht

Angebot und Nachfrage gehören zu den preistheoretischen Schlüsselbegriffen in der Betriebs- und Volkswirtschaftslehre; durch sie wird der Markt zum Koordinationsinstrument wirtschaftlichen Handelns mit Gütern und Dienstleistungen. Käufer bestimmen die Nachfrage und Produzenten das Angebot an Waren.

Die Nachfragekurve zeigt die Menge an Gütern und Dienstleistungen, die der Konsument bereit ist zu zahlen. In der Regel steigt die Nachfrage mit niedrigen Preisen und sinkt, wenn die Waren teurer werden. Und mit einem höheren individuellen Einkommen lassen sich mehr Güter kaufen als mit niedrigen Löhnen und Gehältern. Welche Güter und Dienste nachgefragt werden hängt neben ihren a) Preisen und der b) Höhe des Einkommens c) von den individuellen Präferenzen, d) der Zahlungsbereitschaft, e) von den Zukunftserwartungen und f) von weiteren Größen ab, wie z.B. den Preisen anderer (Substituts- oder Komplementär-)Güter.

Bei der Bestimmung der Angebotskurve steht der Preis bei der Produktion der Güter und Dienstleistungen im Vordergrund: bei fallenden Preisen sinkt tendenziell die Höhe des Angebots, während das Angebot bei steigenden Preisen eher zunimmt. Allerdings müssen die Kosten der Produktion von Gütern und Dienstleistungen in die Überlegungen einbezogen werden, denn wenn der Marktpreis unter den Produktionskosten liegt, sind Verluste vorprogrammiert. Das Angebot wird durch a) die Einkaufspreise von Vorleistungen und von Importgütern beeinflusst; es hängt aber auch b) von den Zukunftserwartungen der Unternehmer ab und vor allem c) von der bestehenden Produktionstechnologie und d) der Geschwindigkeit des technischen Fortschritts mit seinen Innovationen.

Das klassische Preis-Mengen-Diagramm in Abbildung 5 ergibt sich bei einem normalen Verlauf mit mittleren Elastizitäten der Angebots- und Nachfragekurve mit einem Gleichgewichtspreis im Schnittpunkt der beiden Kurven. Beim Gleichgewichtspreis stimmen die nachgefragten und angebotenen Mengen überein.

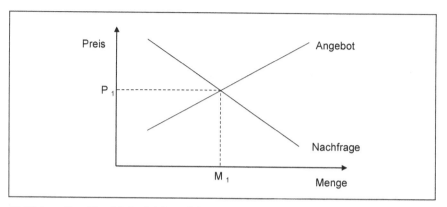

Abbildung 5:   Das Marktgleichgewicht von Angebot und Nachfrage

Der Gleichgewichtspreis wird auch als Markträumungspreis bezeichnet, da die Nachfrager ihre Kaufentscheidungen umgesetzt und die Anbieter ihre Verkaufspläne verwirklicht haben. Dieses Marktmodell von Angebot und Nachfrage hat nahezu Gesetzescharakter, da in einem marktwirtschaftlichen System über die Preise Angebots- und Nachfragemengen ausgeglichen werden. Damit wird der Preis einer Ware oder Dienstleistung zum Signal für die Allokation bzw. Zuteilung der knappen Ressourcen in einer Volkswirtschaft. Produzierte Güter und Dienstleistungen der Unternehmer entsprechen der nachgefragten bzw. konsumierten Gütermenge der privaten Haushalte.

Kritiker bemängeln den Erklärungswert des mikroökonomischen Modells. Sicherlich ist das Grundmodell – nicht nur im Fall von Arzneimitteln – nicht als Dogma zu stilisieren. Die Vorstellung, dass der Markt durch Angebot und Nachfrage allein über die Preishöhe und die Qualität entscheidet ist vor dem Hintergrund vielfältiger staatlicher Regulierung von Märkten eine Fiktion. Dieser grundsätzlichen Kritik ist allerdings entgegen zu halten, dass vereinfachende Modelle helfen, die Wirklichkeit einer ökonomischen Analyse zugänglich zu machen und Anreizwirkungen und Marktfolgen abzuleiten. Selbstverständlich ist und bleibt es Aufgabe der Ökonomik, die adäquaten Modelle für die jeweils betrachteten Märkte unter entsprechender Berücksichtigung auch der vorherrschenden Regulierung zu entwickeln und zu nutzen – und das tut sie auch. So wird beim Zusammentreffen des Angebots an Gütern und Dienstleistungen und deren Nachfrage etwa nach den verschiedenen Marktformen unterschieden: Neben Märkten mit vollständiger Konkurrenz bzw. vollkommenem Wettbewerb (tendenziell am ehesten im Einzelhandel bei Konsumgütern oder bei frei verkäuflichen OTC-Produkten oder im Wettbewerb der Generika), kennt die ökonomische Theorie Modelle in oligopolistischer Konkurrenz (z.b. Flugzeughersteller, Autohersteller, Tankstellenbetreiber) und auch in monopolistischer Konkurrenz (Hard- oder Software im IT-Bereich oder bei patentgeschützten Arzneimitteln). Insofern bildet das idealtypische, neoklassische Modell des perfekten Wettbewerbs die für den Innovationswettbewerb typischen dynamischen Entwicklungen in Märkten nur unzureichend ab. Dieser Aspekt findet sich auch bei den Besonderheiten auf dem Arzneimittelmarkt wieder.

3.2 Besonderheiten der Preisfindung auf dem Arzneimittelmarkt

3.2.1 Die Nachfrage nach Arzneimitteln

Im Falle von Arzneimitteln ergeben sich insbesondere bei innovativen Arzneimitteln mit ihren vielfältigen Wirkungen viele Besonderheiten, die mit der klassischen Darstellung in einem reinen Preis-Mengen-Diagramm (Abbildung 5) nicht erfasst werden können. Auffällig ist zunächst die in der Realität bestehende Trennung zwischen

a) der Verschreibung des Arzneimittels durch den verordnenden Arzt,

b) dem Patienten in ambulanter Behandlung, der auf der Grundlage seiner Rezepte die Medikamente über Apotheken bezieht und in Anspruch nimmt,

c) dem Patienten, der während seiner stationären Behandlung mit Medikamenten versorgt wird,

d) den zahlenden bzw. erstattenden (gesetzlichen und privaten) Krankenversicherungen oder Institutionen eines nationalen Gesundheitsdienstes und

e) den Versicherten, die sich je nach Präferenzen und Einschätzungen zum eigenen Erkrankungsrisiko unterschiedliche Formen und Reichweiten einer Absicherung des Krankheitsrisikos unter Nutzung innovativer Therapien wünschen und wählen möchten.

Mit dieser Trennung entfällt die klassische Dichotomie von Angebot und Nachfrage; an ihre Stelle treten die Beziehungen zwischen Arzt, Patient und Krankenversicherung (bzw. Nationalem Gesundheitsdienst), deren genauere Analyse über eine isolierte Betrachtung der Nachfrageseite und des Angebots hinausgehen muss.[1]

Diese Einschätzung zeigt sich schon daran, dass es bei der Nachfrage nach Arzneimitteln im Grunde um die Nachfrage nach Gesundheit geht. Der Arzt ist dabei für die Festlegung der erforderlichen Behandlung einschließlich der Arzneimittel zuständig und gleichzeitig Wahrer der Interessen des Patienten[2]. Zusätzlich wird der Patient indes innerhalb der sich ändernden gesetzlichen Rahmenbedingungen zunehmend von den nationalen Gesundheitsdiensten und den Krankenversicherungen durch die Behandlung geführt (Managed care). Und in diesem Zusammenhang werden auch Arzneimittel gesehen, die anders als die Kosten der stationären und ambulanten Heilbehandlung in der Regel nur anteilig erstattet bzw. übernommen werden. Mit anderen Worten: Wo Verbrauchsentscheidung und Finanzierungs-verantwortung auseinander liegen, steigt die Bedeutung der Ausgabenträger einschließlich der ihnen zuzuordnenden Einrichtungen, etwa der Selbstverwaltung im deutschen Gesundheitssystem (G-BA, IQWiG). Diese zunehmende Bedeutung der Ausgabenträger – „from payer to player" – ist auch in vielen anderen Ländern zu beobachten.[3] Dabei stellt sich zunehmend die Frage, in welchen Bereichen außerhalb und innerhalb des Gesundheitssystems knappe Ressourcen verwendet werden können und wo sinnvollerweise gespart werden soll. Die Antwort auf diese Frage hängt von der Betrachtung der verschiedenen Allokationsebenen ab und davon ob es sich eher um eine mikro-, regionale/sektorale oder makroökonomische Perspektive handelt (siehe dazu im Einzelnen die Abbildung 6)[4].

Die Nachfrage nach Arzneimitteln ist – abhängig von den betrachteten Anwendungsgebieten sowie den Eigenschaften und dem Krankheitsbild der Patienten - unterschiedlich preiselastisch. In der Literatur wird eher von einer unterproportionalen Veränderung der Nachfrage in Abhängigkeit des Preises ausgegangen. Dessen ungeachtet zeigen ökonometrische Untersuchungen und natürliche Expe-

---

1 Siehe hierzu auch Schweitzer, S.O., Pharmaceutical Economics and Policy, 2007, S. 5ff.
2 Im Rahmen der sog. Delegationstheorie (Arrow) delegiert der Patient seine Nachfrage an den Arzt in der Hoffnung, dass er ihn so behandelt wie der Patient es täte, wäre er selbst der Arzt.
3 Vgl. Sciuchetti, G.C., Bungenstock, J. M., „Customer Centricity" aus Sicht der forschenden Arzneimittelhersteller. In: Wilkes, Stange (Hrsg.): Costumer Centricity, Nachhaltige Unternehmensstrategie im Gesundheitswesen, 2012, S. 204.
4 Siehe hierzu im Einzelnen Henke, K.-D., Die Allokation der stets zu knappen Ressourcen aus volkswirtschaftlicher Sicht, in: Zeitschrift für medizinische Ethik, 55 (2009), S. 61-72.

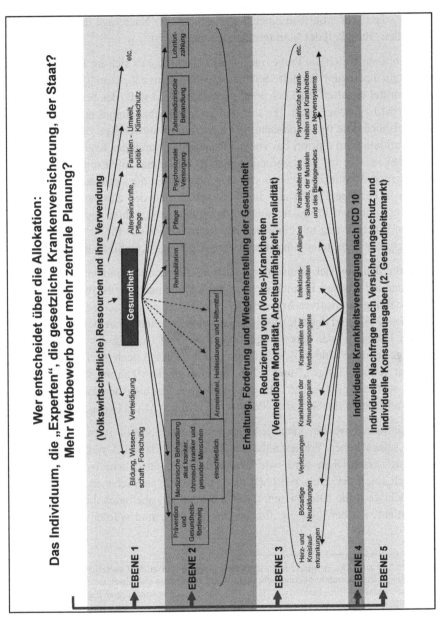

Abbildung 6: Die Allokation volkswirtschaftlicher Ressourcen im Gesundheitswesen aus funktionaler Sicht. Quelle: Henke 2009.

rimente, dass sehr wohl von einer Preiselastizität der Nachfrage und somit einer generellen Gültigkeit der Marktgesetze auszugehen ist.[5]

Allerdings stellt sich die Frage, um wessen Nachfrage es sich im Falle von Arzneimitteln überhaupt handelt. Solange die Krankenversicherung das jeweilige Arzneimittel erstattet, wird der beste verfügbare Wirkstoff, das beste Arzneimittel aus medizinischer Sicht gewählt und zwar zunächst einmal unabhängig von der Preishöhe. Die (preisunabhängige) medizinisch notwendige Behandlung mit Arzneimitteln wird a priori bei voller Finanzierung durch das Krankenhaus bzw. die Krankenkasse im Vordergrund stehen. In Zusammenarbeit mit den krankenhauseigenen Apotheken ergeben sich Besonderheiten; die stationär tätigen Ärzte kennen in der Regel nicht nur die Wirksamkeit und den Zusatznutzen der am Markt befindlichen Produkte, sondern kontrahieren aus ihrer spezifischen subjektiven Einschätzung mit einzelnen Anbietern das jeweils für sie bzw. ihr Haus geeignete Arzneimittel mit der besten Preis-Leistungs-Kombination.

Auch für den von der Krankenversicherung finanzierten und im Vordergrund stehenden ambulanten Bereich stellt sich die Frage nach der Notwendigkeit und der Erstattung innovativer Arzneimittel. Hier bestehen unterschiedliche Perspektiven des G-BA und des GKV-Spitzenverbands und einer einzelnen Krankenkasse, von Patienten oder deren Angehörigen. Art und Umfang des Krankenversicherungs-schutzes sind bei der Analyse der Nachfrage nach Arzneimitteln also nicht zu vernachlässigen,[6] und neben der individuellen Zahlungsbereitschaft ist immer auch die gesellschaftliche oder kollektive Zahlungsbereitschaft einzubeziehen und damit die Allokation der stets zu knappen Mittel (siehe Abbildung 6).

Ausgeschlossen werden kann jedoch, dass ein wirksames Arzneimittel allein wegen seines hohen Preises unbegrenzt verordnet bzw. bei niedrigen Preisen vermehrt verschrieben wird, wie es Abbildung 5 fälschlicherweise nahelegt.[7] Dennoch spielt der Preis zwischen als gleichwertig angesehenen Arzneimitteln eine wichtige Rolle. Die Kassen, die Krankenhäuser, aber auch die selbstzahlenden Patienten haben hier ein finanzielles Interesse und würden sicherlich ein

---

5   Siehe hier auch Bungenstock, J.M., Innovative Arzneimittel in der Gesetzlichen Krankenversicherung – Eine normativ-ökonomische Analyse zu Versorgung und Finanzierung, 2011, S. 90f.
6   Siehe hierzu im Einzelnen Vogel, R.J., Pharmaceutical Economics and Public Policy, 2007, S. 89ff.
7   So gibt es auch eine natürliche Begrenzung aufgrund der nur endlich zur Verfügung stehenden Einkommen. Siehe hierzu etwa Scherer, F. M., The Pharmaceutical Industry, in: Handbook of Health Economics (2000), S. 1301.

preiswerteres gleichwertiges Arzneimittel dem teureren Mittel vorziehen. Auch eine preisbewusste Selbstmedikation spielt in diesem Kontext eine Rolle.

3.2.2 Das Angebot innovativer Arzneimittel

Was das Angebot innovativer Arzneimittel anbelangt, so sind Investitionen in Forschung und Entwicklung sowie die damit verbundenen Produktionskosten ohne einen dazugehörigen Patentschutz angesichts ihrer Höhe undenkbar. Das Patent kann als Eigentumsrecht des Erfinders angesehen werden; „es verwandelt seine neue Idee – wenn auch nur zeitlich begrenzt – von einem öffentlichen Gut in ein privates Gut"[8]. Das Patentrecht gehört zu den unverzichtbaren Anreizen, in Forschung und Entwicklung zu investieren; es spielt eine entscheidende Rolle bei den unternehmerischen Entscheidungen über Art, Richtung und Ausmaß der Investitionen in die medizinisch-technische Forschung. Schließlich fallen auch dem Staat bei der Förderung der Gesundheitsforschung und neuer Technologien wichtige Aufgaben zu. Sie werden in den europäischen Staaten unterschiedlich wahrgenommen und unterscheiden sich von der Forschungsförderung der National Institutes of Health in den USA aus allgemeinen Haushaltsmitteln.

Die Arzneimittelforschung und die damit verbundene Entwicklung von innovativen Arzneimitteln sind für die pharmazeutischen Unternehmer unabhängig vom Gesundheitssystem sehr aufwändig. Nur ein geringer Teil dieser Ausgaben zählt zu den variablen Kosten der Produktion; der weitaus größere Teil der Forschung und Entwicklung eines innovativen Arzneimittels ist den fixen F&E-Kosten zuzurechnen.[9] Ohne den Patentschutz käme es nicht zu den wünschenswerten Investitionen zur Entwicklung neuer Wirkstoffe. Damit gewährt die Gesellschaft dem einzelnen pharmazeutischen Unternehmer ein zeitlich befristetes Monopol, das sich allerdings von den in anderen Industrien bekannten Monopolen aus mehreren Gründen unterscheidet:

1) Das Monopol ist kein natürliches Monopol, sondern ein im gesellschaftlichen Interesse liegendes induziertes Monopol auf Zeit zur Stimulierung von Anstrengungen in der Arzneimittelforschung.

2) Spätestens mit Ablauf des Patents erhalten auch andere (pharmazeutische) Unternehmer das Recht, den erforschten Wirkstoff zu vermarkten. Typischerweise wird der Wirkstoff dann zu den reinen Herstellkosten verkauft.

---

8   Mankiw, N.G., Grundzüge der Volkswirtschaftslehre, Stuttgart, 1999, S. 577.
9   Vgl. etwa Vogel, R.J., Pharmaceutical Economics and Public Policy, 2007, S. 83.

Der erste pharmazeutische (Pionier-)Unternehmer kann also nur die Zeit vor dem Patentauslauf dazu nutzen, die fixen Kosten der Forschung und Entwicklung zu amortisieren.

3) Selbst während der Patentlaufzeit ist das gewährte Monopol auf Zeit für den einzelnen pharmazeutischen Unternehmers kein garantiertes absolutes Monopol. Denn das Patent gewährt nur die Alleinvermarktungsrechte an dem Wirkstoff auf Zeit. Dessen ungeachtet greifen andere pharmazeutische Unternehmer über die Entwicklung anderer Arzneimittel mit dem gleichen Anwendungsgebiet das temporäre Monopol für den entwickelten Wirkstoff bereits während der Patentrestlaufzeit an. Deshalb wird dem Markt für innovative Arzneimittel typischerweise die Marktform einer so genannten monopolistischen Konkurrenz zugesprochen.[10]

Aus diesen Überlegungen zur Angebotsseite lassen sich die grundlegenden Zusammenhänge des Arzneimittelangebots grafisch in Abbildung 8 darstellen: Wiederum werden Menge und Preise sowie Grenzkosten und Grenzerlöse in einem Preis-Mengen-Diagramm aufgezeichnet.

Die Grenzkosten der Produktion von Arzneimittel sind weitgehend konstant. Solange das Patent läuft, maximiert der Hersteller bzw. Monopolist seinen Gewinn aus dem Verkauf von Arzneimitteln indem er die Monopolmenge bei über den Grenzkosten liegenden Preisen anbietet (sog. Mengenfixierung). Nach dem Wegfall des Patents sinken die Preise, und es ergibt sich unter Berücksichtigung der Nachfrage die sog. Konkurrenzmenge (sog. Preisfixierung).

Bezüglich der Preisfindung für innovative Arzneimittel stehen sich also zwei Perspektiven gegenüber:[11] Nach dem ersten Ansatz lässt sich der Preis eines innovativen Arzneimittels aus den beschriebenen Kosten der Forschung und Entwicklung ableiten. Ob das in der Realität immer gelingt ist allerdings fraglich, denn dem Angebot steht stets auch eine Nachfrage bzw. Zahlungsbereitschaft in Abhängigkeit der Präferenzen der Patienten bzw. der Bevölkerung gegenüber, die es in ihrer Bedeutung einzuschätzen gilt (siehe wiederum die (Allokations-)Abbildung 7). Es muss bei der Preisfixierung also ein passender Verkaufspreis gefunden werden. Diese Überlegungen folgen dem zweiten Ansatz,

---

10 Vgl. Scherer, F. M., The Pharmaceutical Industry, in: Handbook of Health Economics (2000), S. 1328ff.
11 Vgl. Schweitzer Pharmaceutical Economics and Policy, 2007, S. 146.

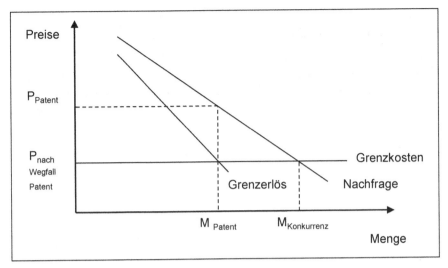

Abbildung 7:   Der Markt für Arzneimittel
                   Quelle Mankiw (1999), S. 348.

bei dem – unter Berücksichtigung der Nachfrage nach innovativen Arzneimitteln – auch die Eigenschaften und Vorteile des neuen Arzneimittels mit über die Preishöhe entscheiden.

3.2.3 Zur Preisregulierung von innovativen Arzneimitteln

Für eine staatliche Preisregulierung von innovativen Arzneimitteln lässt sich aus der dargestellten Monopolsituation solange keine Rechtfertigung ableiten wie die monopolistische Konkurrenz gesellschaftlich gewollt bzw. zur Stimulierung von Innovationen eingesetzt wird. Es handelt sich typischerweise um einen Markt in dem mehrere Anbieter mit ähnlichen, aber für den Patienten unterscheidbaren Produkten im Rahmen des Patentrechts um die Gunst der Nachfrager konkurrieren (monopolistische Konkurrenz). Nach Einschätzung vieler Ökonomen bedarf es in einem solchen Markt á priori keiner staatlichen Preisregulierung – zumal in der ökonomischen Analyse regulativer Eingriffe immer auch ein potenzielles Staatsversagen zu berücksichtigen ist[12].

In der Realität verfolgt die Regulierung von Arzneimittelpreisen den Zweck, die Arzneimittelausgaben für die Gesetzlichen (und privaten) Krankenversicherungen oder den nationalen Gesundheitsdienst niedrig zu halten.[13] Damit konkurriert die Preisregulierung mit anderen Formen einer Ausgabenbegrenzung innerhalb und auch außerhalb der Krankenversicherungen.[14]

Die Entwicklung bei den Ausgaben für Arzneimittel lässt sich der Abbildung 8 entnehmen. Dort zeigt sich, dass der prozentuale Anteil der Arzneimittelausgaben am Bruttoinlandsprodukt über 20 Jahre konstant unter 2 Prozent geblieben ist. Auch bei der Entwicklung der gesamten Gesundheitsausgaben wird man über die dokumentierte 20 Jahre nicht von einer Kostenexplosion sprechen können.

Aus der politisch gewünschten Kostendämpfung innerhalb der gesetzlichen und privaten Krankenversicherungen folgt nicht zwangsläufig, dass dem Wettbewerb auf dem Markt für innovative Arzneimittel der Weg versperrt wäre und beispielsweise eine staatliche Preisfestsetzung in der gesamten Medikamentenversorgungskette unabdingbar ist. Vielmehr könnte eine Preisfindung vor dem Hintergrund der monopolistischen Konkurrenz auf der Angebotsseite über die einzelnen Krankenversicherungen im Wettbewerb geschehen. In Vertretung ihrer

---

12 Im Kernbereich der Medikamentenversorgungskette unterliegen die Hersteller, der Großhandel und die Apotheken unterschiedlichen Regulierungsformen. So gibt es im ambulanten Bereich u.a.
   1. einen Herstellerabgabepreis,
   2. einen Großhandelspreis und den
   3. Apothekenverkaufspreis.
   Auf diesen drei Stufen gibt es Verkaufspreise innerhalb des jeweils geltenden Rechtsrahmens mit seinen spezifischen Regeln:
   ■ prozentualer Aufschlag für Großhändler (ohne Umsatzsteuer),
   ■ Arzneimittelpreisverordnungen für Apotheken,
   ■ Zuzahlungsvorschriften nach § 61 SGB V,
   ■ Rabattregelungen nach §§140a, 73b, 129 Abs. 5b, 63, 130a und 8 SGB V,
   ■ freie Preisbildung bei nicht-verschreibungspflichtigen OTCs, die von den Krankenkassen erstattet werden und
   ■ freie Preisbildung bei den OTC-Produkten, die nicht zu Lasten der GKV abgegeben werden.
13 Vgl. Breyer, Zweifel, Kifmann (2013): Gesundheitsökonomik, 6. Aufl., S. 498.
14 Das Statistische Bundesamt unterscheidet in diesem Kontext acht verschiedene Ausgabenträger. Siehe auch Anhangabbildung 1 mit der Allokation der knappen Ressourcen aus institutioneller Sicht.

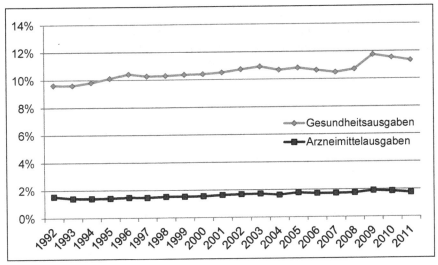

Abbildung 8:   Der prozentuale Anteil der deutschen Gesundheitsausgaben sowie
Arzneimittelausgaben am Bruttoinlandsprodukt, 1992-2011
Eigene Abbildung auf Basis der Daten des Statistischen Bundesamtes
(www.destatis.de bzw. www.gbe-bund.de).

Versicherten könnten die Krankenversicherungen Verträge zur Arzneimittelversorgung auch mit einzelnen pharmazeutischen Unternehmern abschließen.[15] In
Deutschland steht – bedingt durch das AMNOG – derzeit die zentrale Verhandlung durch den GKV-Spitzenverband mit dem einzelnen pharmazeutischen Unternehmer im Vordergrund.[16] Damit verbunden ist die abschließende Frage, wer
die Preise für Arzneimittel bestimmen soll und auf welcher Grundlage bzw.
unter welchen Rahmenbedingungen.

Umstritten ist, ob sich die Preishöhe für neue Wirkstoffe (Arzneimittel) danach
differenzieren lässt, ob ihr Zusatznutzen nun beträchtlich, gering oder nicht
quantifizierbar ist. Auch die Art und der Umfang des Zusatznutzens für eine

---

15 Vgl. Breyer, Zweifel, Kifmann, Gesundheitsökonomik. 6. Aufl, 2013, S. 502.
16 Im Prinzip können zwar bereits im Status quo AMNOG sogenannte Verträge nach § 130c SGB
    V zwischen einzelnen Krankenkassen und pharmazeutischen Unternehmern verhandelt werden,
    allerdings erst nachdem ein AMNOG-Rabatt verhandelt wurde. Der Anreiz für solche nachgela-
    gerten Verhandlungen ist jedoch durch die vorneweg bestehende Monopolstellung des GKV-
    Spitzenverbands im AMNOG-Verfahren minimiert. Siehe Cassel, Heigl, AMNOG in der Umset-
    zung: Preisregulierung als Innovationsbremse? RPG, Band 19, Heft 1, 2013, S. 14 sowie Schulte,
    G., Letzte Ausfahrt AMNOG-Schiedsstelle, IMPLICONplus 5/2013, S. 7.

Bevölkerungsgruppe mit einer bestimmten Krankheit lassen sich nicht ohne weiteres zur Preisfindung heranziehen. Neben den direkten Kosten, also den tatsächlichen Ausgaben, spielen die indirekten Kosten, also der Verlust an Wertschöpfung durch verlorene Erwerbs- und Lebensjahre, und die intangiblen Kosten eine entscheidende Rolle.[17]

Auf dem Wege zu einer wünschenswerten Technologiefolgen-[18] oder besser noch zu einer Gesundheitsfolgenabschätzung gibt es viele Hürden.[19] Deshalb ist der Gesetzgeber gut beraten, die beteiligten Akteure auf dem Wege der möglichst freien Verhandlung zu einem für alle Seiten als fair angesehenen Ergebnis gelangen zu lassen und keine Ableitung von Erstattungsbeträgen über ein algorithmisches Verfahren vorzunehmen.

Die vom Gesetzgeber neben dem Zusatznutzen unmittelbar vorgegebenen Verhandlungskriterien europäische Vergleichspreise sowie Jahrestherapiekosten vergleichbarer Arzneimittel und die vom GKV-Spitzenverband als dominant angesehene Stellung der Jahrestherapiekosten der zweckmäßigen Vergleichstherapien lassen sich nunmehr aus ökonomischer Sicht in ihrer Bedeutung, Nachhaltigkeit und Tragfähigkeit vor dem Hintergrund der Ziele des AMNOG einordnen und beurteilen.

---

17 Siehe hierzu etwa Schönermark et al., Kostenevaluation von Arzneimitteln: internationale Standards der Gesundheitsökonomie und derzeitige deutsche Praxis, 2013, http://www.vfa.de/download/schoenermark-kostenevaluation-von-arzneimitteln.pdf und Martin, K., Henke, K.-D., Gesundheitsökonomische Szenarien zur Prävention, NOMOS, Baden-Baden 2008, S: 35ff
18 Siehe Drummond, M., Jönssen, B., Rutten, F., Stargardt, T., Reimbursement of pharmaceuticals: reference pricing versus health technology assessment, European Journal of Health Economics, 2010, S. 263ff.
19 Siehe Scherer, F.M., The Pharmaceutical Industry – Prices and Progress, The New England Journal of Medicine, 2004, S. 929ff.

4 Ökonomische Analyse zu den Verhandlungskriterien beim AMNOG

4.1 Die Ausgangslage

Wie bereits in Kapitel 2.3.2.2 beschrieben zählen zu den sich aus § 130b SGB V ergebenden und rahmenvertraglich weiter konkretisierten Verhandlungskriterien:

1) der G-BA-Beschluss über die Nutzenbewertung nach § 35a Abs. 3 SGB V,

2) die von dem pharmazeutischen Unternehmer mitgeteilten tatsächlichen Abgabepreise in anderen europäischen Ländern sowie

3) die Jahrestherapiekosten vergleichbarer Arzneimittel.

Sicherlich unstrittig ist die besondere Bedeutung eines Zusatznutzens für die Verhandlung zwischen pharmazeutischem Unternehmer und GKV-Spitzenverband in der AMNOG-Verhandlung. Obwohl der GKV-Spitzenverband dies auf den ersten Blick ähnlich sieht,[1] versteht er darunter bei näherer Betrachtung eine dominante Stellung der Jahrestherapiekosten der zweckmäßigen Vergleichstherapie, die das Kriterium Zusatznutzen im Ergebnis von einer Nutzengröße in eine Kostengröße verwandeln. Damit bleibt der Zusatznutzen aber gerade nicht als für sich stehendes Verhandlungskriterium bestehen, sondern ist nach Auffassung des GKV-Spitzenverbands in einen Zuschlag auf die Jahrestherapiekosten der zweckmäßigen Vergleichstherapie nach dem im Beschluss des G-BA festgestellten Ausmaß des Zusatznutzens zu transformieren.[2] Die weiteren Kriterien der „tatsächlichen europäischen Preise" sowie der „vergleichbaren Arzneimittel" seien demgegenüber als zweitrangig anzusehen.[3]

Aus ökonomischer Sicht können diese Einschätzungen des GKV-Spitzenverbands im Lichte der in Kapitel 3 beschriebenen mikroökonomischen Fundierung bzw. preistheoretischen Überlegungen beurteilt werden. Dabei soll zunächst auf das Verhandlungskriterium der tatsächlichen europäischen Abgabepreise abge-

---

1   Haas, A. und Tebinka-Olbrich, A., Nutzenorientierte Medikamentenpreise, in: Pfeiffer, D. et al. (Hrsg.): GKV-Lesezeichen 2014, S.25: „Der gesetzlichen Betonung des G-BA-Nutzenbeschlusses folgend stellt der Zusatznutzen in den einzelnen Patientengruppen das zentrale Kriterium für die Erstattungsbetragsermittlung dar."

2   Ebenda, S. 25.

3   Ebenda, S. 25-27.

stellt werden (Kapitel 3.2). Die Unterscheidung des Jahrestherapiekosten-Begriffs nach „zweckmäßiger Vergleichstherapie" bzw. „vergleichbaren Arzneimitteln" ist möglicherweise in juristischer Hinsicht relevant, in ökonomischer Hinsicht jedoch gleichwohl unerheblich. Deshalb werden die Jahrestherapiekosten als Vergleichsmaßstab zusammen betrachtet (Kapitel 3.3)

Wie in Kapitel 3 beschrieben, gibt es grundsätzlich zwei Ansätze zur Erklärung der Preisbildung bei innovativen Arzneimitteln – und damit auch zur Beurteilung der Funktionalität bzw. Angemessenheit von Verhandlungskriterien. Nach dem ersten Ansatz lässt sich der Preis eines innovativen Arzneimittels insbesondere aus den beschriebenen Kosten vor allem der Forschung und Entwicklung ableiten. Nach dem zweiten Ansatz ist stets auch die Nachfrage bzw. Zahlungsbereitschaft in Abhängigkeit der Präferenzen der Patienten bzw. der Bevölkerung und Gesellschaft mit zu berücksichtigen, nach denen Eigenschaften und Vorteile des neuen Arzneimittels mit über die Preishöhe entscheiden. Mit anderen Worten: Das Angebot braucht auch eine entsprechende Nachfrage, um preiswirksam im Markt den Besitzer wechseln zu können. Es gilt folglich zu beurteilen, ob und inwieweit die neben dem Zusatznutzen in der AMNOG-Verhandlung verwendeten Kriterien Europäische Vergleichspreise sowie Jahrestherapiekosten vergleichbarer Arzneimittel einschließlich der sog. zweckmäßigen Vergleichstherapien geeignet sind, eine Näherung an die kostenmäßige bzw. die präferenz- und bedarfsgerechte Preisbildung zu ermöglichen, um damit zu einem möglichst angemessenen Arzneimittelpreis zu gelangen.

4.2 Europäische Vergleichspreise

Europäische Preisvergleiche stellen nicht nur aber auch bei innovativen Arzneimitteln ein komplexes Phänomen dar.[4] Grundsätzlich gilt, dass eine Preisregulierung in nahezu allen europäischen Ländern Standard ist. Die Verfahren reichen von der gesetzlichen Preisfestlegung über Preisverhandlungen bis hin zu indirekten Preissteuerung durch Gewinnlimitierung des pharmazeutischen Herstellers. Zusätzlich erfolgen in Europa Vermarktungs- und Preishürden auf unterschiedlichen nationalen und subnationalen Ebenen (Siehe Fußnote 46 zur Medikamentenversorgungskette).

Eine Besonderheit der Preisbildung bei innovativen Arzneimitteln ist die sog. Internationale Preisreferenzierung. Dabei nutzt ein Land A für die eigene Preis-

---

4   Dies wurde im Detail bereits vorn angesprochen. Siehe ab Kapitel 2.3.2 und auch Fußnote 22.

regulierung die Preise in weiteren Ländern B bis X in ganz unterschiedlichen Konstellationen.[5] Bislang nutzen viele Länder Deutschland als Referenzpreisland, und dementsprechend aufmerksam wird die neue Preisbildung beobachtet. Der sich durch das AMNOG ergebende neue Preisfindungsprozess führt in Zusammenhang mit der internationalen Preisreferenzierung zu potenziell unerwünschten Wirkungen. Zum Beispiel kann die Aussicht auf lediglich niedrige Erstattungsbeträge in Deutschland dazu führen, dass Neueinführungen in Deutschland später auf den Markt kommen, um das Preisniveau in anderen Ländern nicht bzw. nicht sofort negativ zu beeinflussen (vgl. Kapitel 2.3.5). Auch vor diesem Hintergrund werden die Wirkungen dieser internationalen Preisreferenzierung durchaus kritisch gesehen, insbesondere, wenn Länder beginnen, sich gegenseitig zu referenzieren. Am Ende dieser wechselseitigen Preisreferenzierung folgt eine Einheitspreisbildung über alle Länder hinweg.[6] Ein solcher international bestehender Einheitspreis hat jedoch aus mikroökonomisch-theoretischer und auch aus ethischer Sicht klare Nachteile gegenüber dem Ansatz einer Preisdifferenzierung bei innovativen Arzneimitteln.[7]

Ungeachtet der in der Literatur geäußerten ökonomischen Bedenken zu dem Konzept der internationalen Preisreferenzierung als solchem, muss man – wenn man sich einer vergleichenden Bewertung der Verhandlungskriterium im Status quo des AMNOG nähert – die Frage stellen, inwiefern bzw. unter welchen Bedingungen vor dem Hintergrund der in Kapitel 3 dokumentierten theoretischen Erwägungen das Kriterium der europäischen Vergleichspreise überhaupt ein relevantes und funktionales Kriterium für die AMNOG-Verhandlung darstellt.

Bei der Bemessung von Vergleichspreisen im Rahmen der AMNOG-Rabattverhandlungen stellt sich insbesondere die Frage, wann eine Annäherung an die im Ausland ermittelten Preise funktional ist. Dabei wird schnell klar, dass es nicht darum gehen kann, "Niedrigstpreis"-Länder als Referenz für die Preisbildung in Deutschland heranzuziehen. So müssen und sollten bei einem Preisvergleich auch andere Rahmenbedingungen wie z.B. die Kaufkraft eines Landes,

---

5   Vgl. Seiter, A., A Practical Approach to Pharmaceutical Policy, Worldbank, 2010, S. 61.

6   Vgl. Seiter, A., a.a.O., S. 63. Siehe für eine andere Auffassung allerdings auch Leopold et al., Differences in external price referencing in Europe—A descriptive overview, in: Health Policy, 2012, S. 57-58..

7   Eine detaillierte Auseinandersetzung mit dieser Fragestellung ist Gegenstand anderer Arbeiten, siehe nur Neubauer/Morasch, Möglichkeiten und Vorteile einer Preisdifferenzierung bei innovativen Arzneimitteln, Studie für den Verband Forschender Arzneimittelhersteller e. V. (vfa), 2013, http://www.vfa.de/download/moeglichkeiten-und-vorteile-einer-preisdifferenzierung-bei-innovativen-arzneimitteln.pdf.

etwa gemessen in Bruttoinlandsprodukt pro Kopf, die wirtschaftliche Leistungsfähigkeit, Kaufkraft-paritäten aber auch Größen wie die im Arzneimittelmarkt
angewendeten Regulierungsinstrumente, die soziale Struktur sowie epidemiolo-
gische Daten in den ausgewählten Ländern möglichst genau berücksichtigt werden.[8]

Insofern ist Cassel und Ulrich (2012) zuzustimmen, dass eine ordnungspolitische
stringente Auswahl von Referenzländern erfordert, dass insbesondere nur solche
Länder berücksichtigt werden, die über annähernd die gleiche Zahlungsfähigkeit
und Zahlungsbereitschaft verfügen.[9] Dabei ist die Zahlungsbereitschaft als Stich-
wort angesprochen, welches im Kontext dieser Untersuchung und im Lichte der
ökonomischen Theorie eine wesentliche Rolle spielt. Sie gilt in der ökonomischen Theorie als Maß der Präferenz und somit wiederum als nachfrageseitige
Bestimmungsgröße als ein sicheres Indiz für eine angemessene Preisbildung bei
innovativen Arzneimitteln im Rahmen des AMNOG-Verfahrens. Deshalb ist das
Kriterium der europäischen Vergleichspreise – solange allein möglichst gleichartige Länder bei der Referenzierung berücksichtigt werden – ein aussagekräftiges Kriterium für die Rabattverhandlungen. Die Bedeutung dieses Kriteriums
wird auch nicht dadurch entwertet, dass im Ausland gelegentlich die grundsätz-
liche Möglichkeit für vertrauliche Rabatte besteht. Solche Möglichkeiten bestehen in Deutschland jenseits des AMNOG ebenfalls, etwa bei dezentralen Ver-
trägen nach § 130a Abs. 8 SGB V.

Vor dem Hintergrund der theoretischen Erwägungen ist ein europäischer Preisvergleich also dann ein gut brauchbares Verhandlungskriterium im Rahmen von
AMNOG-Vereinbarungen, wenn gleichartige bzw. in den o.g. unterschiedlichen
Kategorien vergleichbare Länder, insbesondere mit gleicher Zahlungsfähigkeit
und Zahlungsbereitschaft miteinander verglichen werden.

---

8   Siehe hierzu etwa Cassel, D., Ulrich, V., Herstellerabgabepreise auf europäischen Arzneimittel-
     märkten als Erstattungsrahmen in der GKV-Arzneimittelversorgung, zur Problematik des Kon-
     zepts internationaler Vergleichspreise, Gutachten für den Verband Forschender Arzneimittel-
     hersteller e.V. (vfa), 2012, S. 10, 160-163.
9   Vgl. Cassel, D., Ulrich, V., a.a.O., S. 10.

4.3 Jahrestherapiekosten vergleichbarer Arzneimittel einschließlich der sog. zweckmäßigen Vergleichstherapien

Bei den Jahrestherapiekosten handelt es sich, wie bereits ausgeführt wurde, um die je Versicherten und Jahr entstehenden Kosten (Ausgaben) für die zum Vergleich anstehenden Therapien für die Krankenversicherung bzw. die Ausgabenträgerseite. Ohne in die juristischen Details einzusteigen, spielt die Unterscheidung von Jahrestherapiekosten der zweckmäßigen Vergleichstherapien und jenen vergleichbarer Arzneimittel aus ökonomischer Sicht keine Rolle. Aus der wirtschaftswissenschaftlichen Perspektive kommt es allenfalls darauf an, dass es sich um relevante Arzneimittel in diesem Therapiegebiet handelt.

Gleichwohl sind im Licht der preistheoretischen Erwägungen die Besonderheiten bei der Preisbildung bei innovativen Arzneimitteln zu berücksichtigen. Innovative Arzneimittel zeichnen sich dadurch aus, dass sie mit relativ hohen fixen Kosten der Forschung und Entwicklung verbunden sind. Eine Berücksichtigung allein von Herstell- und Vertriebskosten würde also den Blick einengen auf einen nur minimal relevanten Kostenblock. Dies gilt mindestens solange, wie die Erforschung und Entwicklung von innovativen Arzneimitteln im Kontext bestimmter Krankheitsbilder als gesellschaftliches Ziel formuliert ist. Und damit ist erneut die zweite Seite der Medaille der Preistheorie angesprochen, d.h. neben einer reinen – notwendigerweise mindestens vollständigen – Kostenbetrachtung auch eine nachfrageseitige Perspektive, die sich aus den individuellen, kollektiven und gesellschaftlichen Präferenzen ergibt.

Die Präferenzen der Gesellschaft für innovative Arzneimittel werden aber gerade dadurch deutlich, dass Preise für vergleichbare innovative Arzneimittel auch gezahlt werden. Nun kann man einwenden, dass diese Preise – mindestens in der Zeit vor dem AMNOG – nicht auf dem Wege der Verhandlung zustande gekommen sind. Aus einer polit-ökonomischen Betrachtung heraus gilt allerdings gleichwohl, dass diese Preise bis zum Jahr 2010 gesundheitspolitisch akzeptiert wurden. Insofern spiegeln diese Preise für innovative Arzneimittel – allenfalls gemindert um die dauerhaft und über alle Produkte hinweg angewendeten Herstellerabschläge – auch die seinerzeitigen gesellschaftlichen Zahlungsbereitschaften in diesen Therapiegebieten wider. Mithin sind diese Preise innovativer Arzneimittel im Unterschied zu der Haltung des GKV-Spitzenverbands ein recht gutes Kriterium in den AMNOG-Verhandlungen.

Dies gilt allerdings nur, solange man vergleichbare Arzneimittel unter Patentschutz anschaut. Werden hingegen Generika mit ihren aktuellen, niedrigen Preisen als Vergleichsgrundlage herangezogen, so verzerrt man damit die tatsächliche Zahlungsbereitschaft für die vergleichbaren Arzneimittel. Generische Produkte zeichnen sich ja gerade dadurch aus, dass die Gesellschaft von ihnen zu den marginalen Herstellkosten profitiert. Und dies ist ebenso typisch für das Geschäftsmodell der pharmazeutischen Unternehmer im Sinne eines Gesellschafts- oder auch Generationenvertrags: Die Belohnung für die Entwicklung und Vermarktung eines neuen Wirkstoffs in Form einer zeitlich befristeten Monopolrente und sodann eine zeitlich unendliche Verfügbarkeit dieses Wirkstoffes für die Gesellschaft zu Herstellkosten. Unter diesem Blickwinkel wäre es allenfalls zulässig, auf die historischen Wirkstoffpreise der heutigen Generika, d.h. vor deren Patentablauf zu schauen, um wiederum auf diesem Wege die historischen Zahlungsbereitschaften, ggf. entsprechend inflationiert, für die aktuellen Verhandlungen zu berücksichtigen. Eine Bezugnahme auf generische Arzneimittel ist auch deshalb unschlüssig, weil damit gerade bei Krankheiten, in denen lange nicht geforscht wurde, der Anreiz für Forschungs- und Entwicklungsleistungen in diesen Indikationen eingeschränkt würde. Denn in diesen Indikationen könnten pharmazeutische Unternehmer zukünftig lediglich näherungsweise Preise für Generika erzielen, die aber wie beschrieben nicht die F&E-Kosten enthalten.

Vor dem Hintergrund der theoretischen Überlegungen gilt folglich, dass ein Jahrestherapiekostenansatz ein gutes Verhandlungskriterium darstellt, sofern zum einen ein möglichst vollständiger Kostenblick eingenommen wird (inkl. F&E-Kosten) und zum anderen die tatsächlichen Zahlungsbereitschaften für Arzneimittel in den Blick genommen werden. Dies ist indes nur für innovative, nicht jedoch für generische Arzneimittel der Fall.

5 Fazit und Ausblick

1) Die detaillierte Darstellung der Ausgangslage mit den Grundlagen und dem Sachstand nach drei Jahren des Arzneimittelmarktneuordnungsgesetzes (AMNOG) in Kapitel 2 zeigt die ungewöhnliche Komplexität der regulatorischen Vorgaben. Mit dem AMNOG entwickelt sich eine Bürokratie nicht nur mit dem GKV-Spitzenverband und dem IQWiG sowie den Abteilungen bei den Pharmaunternehmen, die für die Erstellung der Nutzendossiers zuständig sind, sondern auch im Umfeld des Gemeinsamen Bundesausschusses (G-BA) mit seinen Gremien. Die Machtfülle der Selbstverwaltung hat zweifellos zugenommen und die Governance-Strukturen im Gesundheitswesen nachhaltig verändert. Hinzu kommen noch die zahlreichen Agenturen und Kanzleien, die im Umfeld der gesundheitspolitischen Entscheidungen eine zunehmende Rolle spielen. Vor diesem Hintergrund sind dringend mehr Pragmatismus und keine weiteren Regelungen im Detail angezeigt.

2) Angesichts der überbordenden Bürokratie bedarf es bei allem Pragmatismus aber klarer Zielvorstellungen, und die müssen über die plakative Dichotomie von Kostendämpfung versus Forschungsfinanzierung hinausgehen. In der Einleitung ist dargestellt worden, dass die gesundheitspolitischen Versorgungsziele um industriepolitische Ziele ergänzt werden müssen, um der Realität nicht nur des Gesundheitswesens, sondern auch der Gesundheitswirtschaft insgesamt und speziell der industriellen Gesundheitswirtschaft gerecht zu werden. Sogenannte Innovationsplattformen bedürfen einer noch stärkeren ressortübergreifenden Koordination zwischen dem Bundesforschungs-, dem Bundeswirtschafts- und dem Bundesgesundheitsministerium.

3) Der GKV-Spitzenverband nimmt teil an der (frühen) Nutzenbewertung und bestimmt aus einer Monopolstellung heraus einen Preis mit dem betreffenden pharmazeutischen Unternehmen für das jeweilige Produkt für die gesamte Versicherungsbranche (einschließlich PKV und Selbstzahlermarkt). Ein Wettbewerb unter den etwa 130 Krankenversicherungen der GKV einschließlich der etwa 42 PKVen ist damit ausgeschlossen. Wie im Text dargestellt ist es jedoch falsch anzunehmen, der Markt für innovative Arzneimittel bestünde aus Monopolisten auf der Angebotsseite, denen ein Einheitseinkäufer gegenüber gestellt werden müsse. Kennzeichnend ist vielmehr die immer wieder neu auftretende Konkurrenzsituation durch neue Arzneimittel, die altbekann-

ten, noch patentierten Produkten Umsätze entziehen. Insofern erscheinen die Besorgnisse der Industrie im Hinblick auf die sog. „Governance"-Struktur beim AMNOG aus volkswirtschaftlicher Sicht nicht unberechtigt.

4) Grundsätzlich war es Absicht des Gesetzgebers, mit dem AMNOG die Versorgungsqualität, die Wirtschaftlichkeit und die Verfügbarkeit von Arzneimitteln zu fördern, sowie für eine angemessene Preis- und Wertermittlung von innovativen Arzneimitteln zu sorgen. Die Bundesregierung hat angekündigt, die Umsetzung kontinuierlich weiter zu beobachten und zu evaluieren. Sie wäre dabei gut beraten, die vom GKV-Spitzenverband einseitig postulierte dominante Rolle der zweckmäßigen Vergleichstherapie als kostenmäßigen Anknüpfungspunkt zu überprüfen. In einem ersten Schritt sollte aus ökonomischer Sicht die Doppelrolle der zweckmäßigen Vergleichstherapie sowohl als Nutzen- als auch gleichzeitig als Kosten- bzw. Preisanker aufgehoben werden.

5) In einem zweiten Schritt sollten die wettbewerblichen Spielräume für Krankenkassen wieder geöffnet werden. Ein Anfang könnte darin liegen, Einzelverhandlungen dann durchführen zu lassen, wenn man sich im Wege der Zentralverhandlung nicht auf einen Erstattungsbetrag einigen konnte. Damit wäre sicher gestellt, dass wenigstens einzelne Kassen ein Produkt anbieten. Auf diesem Wege würde ein Innovations-wettbewerb auf Kassenseite induziert, der derzeit nur auf der Pharmaseite stattfindet. Unter Umständen würden sich dabei verschiedene kassen(arten)spezifische Preise entwickeln, und dies wäre aus ökonomischer Sicht sogar vorteilhaft, weil sich auf diese Weise präferenzgerechte Angebote nach den unterschiedlichen Vorstellungen und Präferenzen der beteiligten Akteure entwickeln könnten.[1]

6) Nutzenbewertung(sverfahren) und Preisverhandlung sind verschiedene und voneinander zu trennende Aufgaben mit jeweils unterschiedlichen Akteuren. Unstrittig ist, dass über den Wert des Zusatznutzens in den Verhandlungen gerungen werden muss. Die ökonomische Analyse hat gezeigt, dass die Jahrestherapiekosten einer generischen Vergleichstherapie ein ungeeignetes Verhandlungskriterium bei der Preisbildung im Markt für innovative Arzneimittel sind. Der Preis eines generischen Arzneimittels zeichnet sich ja ge-

---

1   Siehe im Einzelnen Neubauer/Morasch, Möglichkeiten und Vorteile einer Preisdifferenzierung bei innovativen Arzneimitteln, Studie für den Verband Forschender Arzneimittelhersteller e. V. (vfa), 2013, http://www.vfa.de/download/moeglichkeiten-und-vorteile-einer-preisdifferenzie rung-bei-innovativen-arzneimitteln.pdf.

rade nicht als Signal über die Zahlungsbereitschaft einer Gesellschaft für einen innovativen Wirkstoff aus; der Preis für ein Generikum orientiert sich allein an den Produktions- und Vertriebskosten[2].

7) Hinsichtlich der vom Gesetzgeber vorgegebenen kosten- und präferenzorientierten Vergleichsmaßstäbe sind die Vergleichspreise in den auf der Grundlage von sozio-ökonomischen Kriterien vergleichbaren europäischen Ländern sowie die Jahrestherapiekosten patentgeschützter Vergleichsarzneimittel die besseren Verhandlungskriterien; im Gegensatz zu den Jahrestherapiekosten einer generischen Vergleichstherapie erlauben diese Kriterien eine Näherung an die individuelle und gesellschaftliche Zahlungsbereitschaft für innovative Arzneimittel in dem jeweiligen Therapiegebiet.

8) Überprüft werden sollte auch, ob nicht die Nutzen- und Kostenperspektive im AMNOG zu eng gewählt ist. Aus volkswirtschaftlicher Sicht müssen z.B. auch die vermiedenen indirekten Kosten, d.h. unter anderem der Verlust an Lebens- und Erwerbstätigkeitsjahren, im Blick behalten werden. Dahinter steht wiederum ein gesellschaftlicher und medizinischer Bedarf, den es zu decken gilt. Zu fragen ist dabei auch, ob es durch die Existenz neuer Arzneimittel mit ihrem unmittelbaren Nutzen für den Patienten etwa zu Einsparungen in der Pflege, in der Rentenversicherung oder auch in der Krankenhausbehandlung kommt.

9) Weiterhin sei darauf hingewiesen, dass auch der Arbeitsmarkt und das ehrenamtliche Engagement von einer längeren gesunden Lebenszeit profitieren. Allerdings ist es bisher kaum möglich, diese Wirkungen über dem Zusatznutzen hinaus bereits in die Preisverhandlungen für innovative Arzneimittel einzubeziehen. Die volkswirtschaftliche Analyse der Gesundheitswirtschaft wird neben ihrem „ökonomischen Fußabdruck" daher zukünftig mehr und mehr ihre „Gesundheitsdividende", d.h. den direkten, indirekten und intangiblen Nutzen einbeziehen müssen. Die Gesundheitsfolgenabschätzung und eine neue Allokationsarchitektur (siehe Allokationsabbildung 6) gehören zu den großen Themen auf der Agenda der Gesundheitswissenschaften und reichen weit über die Arzneimittelversorgung hinaus.

---

[2] In diesem Zusammenhang sei darauf hingewiesen, dass es aus Sicht der Ökonomie unverständlich ist, warum eine AMNOG-Schiedsstelle zu einer Entscheidung kommen kann bzw. sollte, die nicht zwischen der Forderung und dem Angebot der beiden Seiten liegt, sondern autonom zu davon abweichenden Beträgen. Siehe hierzu Schulte, G., Letzte Ausfahrt AMNOG-Schiedsstelle, IMPLICONplus 5/2013.

10) Einen (ordnungspolitischen) Goldstandard oder ein Patentrezept (best practice) bei der Preisfindung innovativer Arzneimittel gibt es sicherlich nicht. Deshalb zielt der Gesetzgeber mit seiner Idee eines Verhandlungsverfahrens grundsätzlich in die richtige Richtung. Denn auf diese Weise werden die Voraussetzungen für ein relativ offenes Verfahren geschaffen, in dem die Verhandlungspartner einen für beide Seiten richtigen Weg beschreiten und gemeinsam Lösungen finden können. Dass ein Preis für Arzneimittel von allen Beteiligten oder Unbeteiligten als allseits fair oder gerecht empfunden werden kann, ist sicherlich ebenfalls unmöglich. Dies ist jedoch keine Besonderheit des Arzneimittelmarkts, sondern typisch für die Welt, in der wir leben.

11) Der politisch gewünschte Ausgleich der Interessen der Krankenkassen, der Industrie, der Forschung, des Wettbewerbs, des Arbeitsmarktes und vor allem der Patienten im Gesundheitssystem ließe sich weiter verbessern. Allerdings lässt sich der Übergang vom „cost-based-pricing" zum „value-based purchasing" nicht mehr stoppen. Dieser Grundansatz vom AMNOG wird in der Zukunft sicherlich auf weitere innovative Spitzentechnologien übertragen.

6 Literaturverzeichnis

BDI Bundesverband der Deutschen Industrie, WIFOR, Studie „ Ökonomischer Fußabdruck" ausgewählter Unternehmen der industriellen Gesundheitswirtschaft für den deutschen Wirtschaftsstandort, Ergebnisbericht, Berlin 2013

BPI Hilfe! Zwischen Krankheit, Versorgung und Geschäft – Ein Magazin über die Pharmaindustrie, Hamburg 2012.

Breyer, F., Zweifel, P., Kifmann, M., (2013): Gesundheitsökonomik. 6., vollst. erw. u. überarb. Aufl. 2013. Berlin, Heidelberg: Springer (Springer-Lehrbuch). Online verfügbar unter http://dx.doi.org/10.1007/978-3-642-30894-9.

Bührlein, B., Hegemann, T., Henke, K.-D., Kloepfer, A., Reiß, T., Schwartz, F. W., Gesundheit neu denken, Fragen und Antworten für ein Gesundheitssystem von morgen, ISI-Schriftreihe Innovationspotenziale, Hrsg.: Fraunhofer ISI, Karlsruhe; Fraunhofer Verlag, ISBN 978-3-8396-0540-0

Bungenstock, J.M., Innovative Arzneimittel in der Gesetzlichen Krankenversicherung – Eine normativ-ökonomische Analyse zu Versorgung und Finanzierung. Baden-Baden 2011

Busse, R., Schreyögg, J., Tiemann, O., Management im Gesundheitswesen, 2. Auflage, Berlin 2012.

Busse, R., Schreyögg, J., Henke, K.-D., Pharmaceutical Regulation in Germany: improving efficiency and controlling expenditures, International Journal of Health Planning and Management 20(4), S. 329-349, 2005

Cassel, D., Ulrich, V., Herstellerabgabepreise auf europäischen Arzneimittelmärkten als Erstattungsrahmen in der GKV-Arzneimittelversorgung – Zur Problematik des Konzepts internationaler Vergleichspreise, Duisburg / Essen / Bayreuth 2012.

Cassel, D., Ulrich, V., Preisunterschiede bei Arzneimittel-Innovationen im europäischen Vergleich – Empirische Analyse und pharmaökonomisches Fazit, in IMPLICON-plus – Gesundheitspolitische Analysen- , 03/2014

Cassel, D., Heigl, A., AMNOG in der Umsetzung: Preisregulierung als Innovationsbremse? In: RPG, Band 19, Heft 1, 2013, S. 10-27

Cassel, D., Zeiner, R., GKV-Arzneimittelmarkt im Zeichen des Arzneimittelmarktneuordnungsgesetzes (AMNOG), Teil 1 und Teil 2, in: Pharm.Ind. 72, Nr. 11 und 12.

Cassel, D., Zipperer, M., Diskurs um die Schattenseiten der Preisfindung, in: Monitor Versorgungsforschung 06/2013

Danzon, P. M. (2003): Prices and Availability of Pharmaceuticals: Evidence From Nine Countries. In: Health Affairs. DOI: 10.1377/hlthaff.W3.521.

Deutscher Bundestag, Drucksache 18/606 vom 19.2. 2014, Entwurf eines Vierzehnten Gesetzes zur Änderung des Fünften Buches Sozialgesetzbuch, Beschlussempfehlung und Bericht des Ausschusses für Gesundheit (14. Ausschuss).

Deutsche Rentenversicherung, Reha-Bericht 2013: Die medizinische und berufliche Rehabilitation der Rentenversicherung im Licht der Statistik, Berlin 2013.

Deutsche Rentenversicherung, Sozialmedizin und Rehabilitation: Positionspapier der Deutschen Rentenversicherung zur Bedeutung psychischer Erkrankungen in der Rehabilitation und bei Erwerbsminderung, Berlin 2014.

Dintsios, Ch.-M., "Bad Governance" beim AMNOG – Gibt es empirische Anhaltspunkte aus den Verfahren zur frühen Nutzenbewertung? PPP vom 18.3.2014 in München

Drummond, Michael, Jönsson, Bengt, Rutten, Frans, Stargardt, Tom (2011): Reimbursement of pharmaceuticals: reference pricing versus health technology assessment. In: Eur J Health Econ 12 (3), S. 263–271. DOI: 10.1007/s10198-010-0274-y.

Fleßa, St., Greiner, W., Grundlagen der Gesundheitsökonomie – Eine Einführung in das wirtschaftliche Denken im Gesundheitswesen, 3. Auflage, Berlin 2013

Fülgraff, G., Palm, D., Hrsg., Pharmakotherapie – Klinische Pharmakologie, Stuttgart 1995

GKV-Lesezeichen 2014 – Neues bewerten – Bewährtes erneuern. Beiträge zur Gesundheits- und Pflegepolitik, hrsg. von D. Pfeiffer, J.-M. von Stackelberg und G. Kiefer, Berlin 2014

GKV-Spitzenverband, Stellungnahme des GKV-Spitzenverbands vom 10.02. 2014 zum Entwurf eines Vierzehnten Gesetzes zur Änderung des Fünften Buches Sozialgesetzbuch sowie zu den Änderungsanträgen des Ausschusses für Gesundheit.

Gesundheit & Qualitätsmanagement, Ausgabe 05, Volume 18, Oktober 2013, Thieme-Verlag 2013, DOI: 10.1055/s-003-25768

Häussler, B. et al., Arzneimittel-Atlas 2012. Der Arzneimittelverbrauch in der GKV, Berlin 2013

Henke, K-D., Kosten und Nutzen von Innovationen aus Sicht der Versicherten, in: Bührlen, B. und I. Kickbusch, Innovationssystem Gesundheit: Ziele und Nutzen von Gesundheitsinnovationen, Ergebnisse des 1. Meta-Forums „Innovation im Gesundheitswesen", (2008). S 71-92

Henke, K.-D., Die Allokation der stets zu knappen Ressourcen aus volkswirtschaftlicher Sicht, in: Zeitschrift für medizinische Ethik, 55 (2009), S. 61-72

Henke, K.-D., Zu den volkswirtschaftlichen Auswirkungen einer Einbeziehung der Parallelimporteure in die geplante Erhöhung des Zwangsrabattes für Arzneimittelhersteller von 6 auf 16%, Berlin 2010.

Henke, K.-D., Aschenbrücker, A., Bedrohungspotentiale in der Versorgungskette für Arzneimittel und ihre Vermeidung, in: Franzius, C., et al. (Hrsg.), Beharren, Bewegen. Festschrift für Michael Kloepfer zum 70. Geburtstag, Dunker und Humblot, Berlin 2013, S. 575-588.

Henke, K.-D., Göpffarth, D., The German Central Health Fund – Recent Developments in Health Care Financing in Germany, in: Health Policy 109 (2013) 246-252.

Henke, K.-D., Ostwald, D. A., Hesse, S. (2013), Das Gesundheitssatellitenkonto: Der zweite Schritt: Wertschöpfungs- und Beschäftigungseffekte der regionalen Gesundheitswirtschaft, Axel Springer Verlag, Berlin.

Henke, K.-D., Richter, W. F., Wettbewerbliche Ordnungsdefizite in der Gesetzlichen Krankenversicherung, in: ifo.Schnelldienst, 4/2013, 66. Jg., 27.02.2013, S. 15-21.

Greß, S., Kötting, C.; May, U.; Wasem, J. (2009): Rabattverträge in der gesetzlichen Krankenversicherung – Auswirkungen einer Oligopolisierung des generikafähigen Arzneimittelmarkts. In: Gesundh ökon Qual manag 14 (05), S. 237–242. DOI: 10.1055/s-0028-1109188.

Industriegewerkschaft Bergbau, Chemie, Energie, Pharmastandort Deutschland, Positionen und Vorschläge der IG BCE, Hannover 2012

Kötting, C., May, U. (2008), Rabattverträge – Eine Bilanz des Marktgeschehens, in: Pharmazeutische Zeitung 153 (20), S. 68. Online verfügbar unter http://www.zbmed.de/ccmedimages/2008/78736.pdf.

Leopold et al., Differences in external price referencing in Europe—A descriptive overview, in: Health Policy, 2012, S. 57-58.

Mankiw, N.G., Grundzüge der Volkswirtschaftslehre, Stuttgart 1999.

Martin, K., Henke, K.-D., Gesundheitsökonomische Szenarien zur Prävention, NOMOS, Baden-Baden 2008, S: 35ff

Neubauer, G., Morasch, K., Gmeiner A., Möglichkeiten und Vorteile einer Preisdifferenzierung bei innovativen Arzneimitteln, München 2013.

Ostwald, D.A., Knippel, J., Measuring the Economic Footprint of the Pharmaceutical Industry, Darmstadt 2013.

Roll, K., Stargardt, T.; Schreyögg, J. (2011): Zulassung und Erstattung von Orphan Drugs im internationalen Vergleich. In: Gesundheitswesen 73 (08/09), S. 504–514. DOI: 10.1055/s-0030-1262864.

Ruof, J., Schwartz, F., W, Schulenburg, J.-M, Dintsios, C. M., (2013): Early benefit assessment (EBA) in Germany: analysing decisions 18 months after introducing the new AMNOG legislation. In: Eur J Health Econ. DOI: 10.1007/s10198-013-0495-y.

Scherer, F. M. (2000): The pharmaceutical industry. In: Handbook of health economics 1B (2000), S. 1297–1336.

Scherer, F. M. (2004): The pharmaceutical industry-prices and progress. In: N. Engl. J. Med. 351 (9), S. 927–932. DOI: 10.1056/NEJMhpr040117.

Schneider, M., Die gesundheitswirtschaftliche Bedeutung der Pharmazeutischen Industrie in Bayern, Augsburg 2013

Schönermark, M. et al., Kostenevaluation von Arzneimitteln: internationale Standards der Gesundheitsökonomie und derzeitige deutsche Praxis, 2013

Schulte, G., Letzte Ausfahrt AMNOG-Schiedsstelle, IMPLICONplus 5/2013

Schwabe, U., Paffrath, D., Arzneiverordnungs-Report 2013, Berlin 2013.

Schweitzer, Stuart O. (2007): Pharmaceutical economics and policy. 2nd ed. Oxford, New York: Oxford University Press, ISBN: 0-19-530095-5.

Seiter, A., A Practical Approach to Pharmaceutical Policy, Worldbank, 2010

SPD Bundestagsfraktion, Sozialdemokratische Industriepolitik – Impulse für den Standort Deutschland, Positionspapier, Beschluss der SPD-Bundestagsfraktion vom 24.1. 2012.

Statistics 2013, Die Arzneimittelindustrie in Deutschland, hrsg. vom vfa.

VfA, Die forschenden Pharma-Unternehmen, Stellungnahme zum Entwurf eines Vierzehnten Gesetzes zur Änderung des Fünften Buches Sozialgesetzbuch und zu vorliegenden Änderungsanträgen der Fraktionen der CDU/CSU und SPD zum 14. SGB V-Änderungsgesetz vom 7.2. 2014.

Vogel, Ronald J. (2007): Pharmaceutical economics and public policy. New York: Pharmaceutical Products Press (Pharmaceutical health policy), ISBN: 978-0-7890-3220-1.

Wasem, J., Zukunft der Arzneimittelversorgung: Vermessung von Zielen und Baustellen, 2013.

Wille, E., „Erhebliche Effizienz- und Effektivitätsreserven" (Interview), Monitor Versorgungsforschung 04/2012, S. 20-21.

Windeler J., „Wir kennen die Tricks der Pharmaindustrie", Berliner Zeitung, Nummer 302, 28./29. Dezember 2013, S. 10.

Windt, R.; Glaeske, G.; Hoffmann, F. (2010), Arzneimittel-Rabattverträge im Regulierungsdschungel der GKV, in: Die Krankenversicherung, S. 185 – 188, online abrufbar unter: http://www.KrVdigital.de/KRV.06.2010.185

World Health Summit, Yearbook 2013, Berlin 2013.

Zentner, A., Velasco-Garrido, M., Busse, R., Methoden zur vergleichenden Bewertung pharmazeutischer Produkte – Eine internationale Bestandsaufnahme zur Arzneimittelevaluation. Berlin 2005.

Zentner, A., Velasco-Garrido, M., Busse, R., Aktuelle internationale Initiativen der evidenzbasierten Bewertung von Arzneimitteln: Implikationen für Zulassung und Health Technology Assessment in Deutschland und Europa, Working Papers in Health Policy and Management Volume 6, Berlin 2011.

Zimmermann, H., Henke, K.-D., Broer, M., Finanzwissenschaft – Eine Einführung in die Lehre von der öffentlichen Finanzwirtschaft, 11. Auflage, München 2012.

Anhang

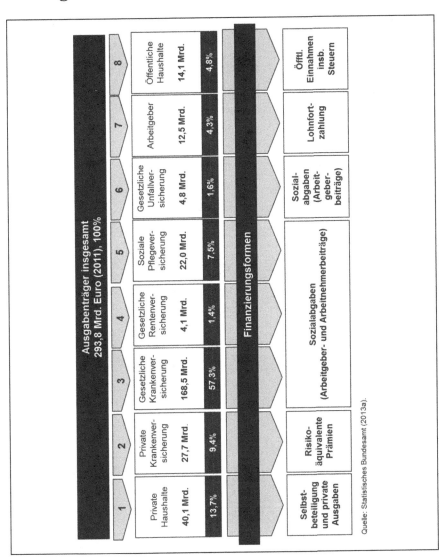

Abbildung 9: Die Allokation volkswirtschaftlicher Ressourcen im Gesundheitswesen aus institutioneller Sicht